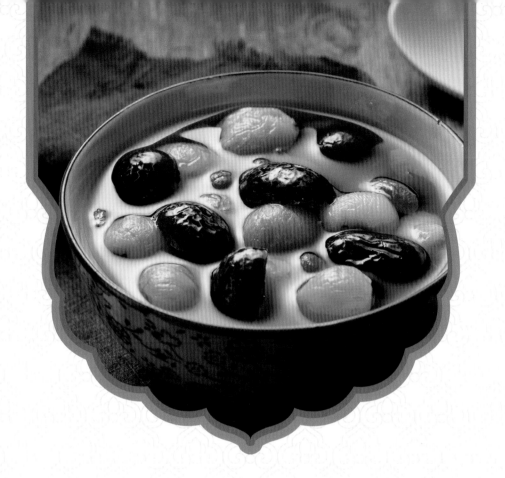

壮医药药膳

岳桂华　黄国东　主编

ZHUANGYIYAO
YAOSHAN

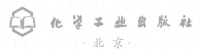

化学工业出版社
·北京·

内容简介

本书主要内容为壮医基础理论、壮医药药膳的应用原则以及糕点甜品类、肉菜类、药茶饮、汤品类、凉菜类、饭粥主食类共67种壮医药特色药膳。各药膳正文内容按照原料、制作方法、功效、适用人群、备注的顺序描述，并配有彩色药膳图以供参考。该书内容实用、全面，特色突出，适合壮医药专业、中医药专业及西医专业临床医生、营养师及健康师、研究人员参考阅读。

图书在版编目（CIP）数据

壮医药药膳/岳桂华，黄国东主编．—北京：化学工业出版社，2024.6
ISBN 978-7-122-36814-0

Ⅰ.①壮…　Ⅱ.①岳…②黄…　Ⅲ.①壮医–药膳
Ⅳ.①R291.8

中国国家版本馆CIP数据核字（2024）第078248号

责任编辑：赵兰江　　　　　　　装帧设计：张　辉
责任校对：宋　夏

出版发行：化学工业出版社
　　　　　（北京市东城区青年湖南街13号　邮政编码100011）
印　　装：中煤（北京）印务有限公司
710mm×1000mm　1/16　印张10³/₄　字数138千字
2024年7月北京第1版第1次印刷

购书咨询：010-64518888　　　　售后服务：010-64518899
网　　址：http://www.cip.com.cn
凡购买本书，如有缺损质量问题，本社销售中心负责调换。

定　　价：78.00元　　　　　　　　　版权所有　违者必究

编写人员名单

主　编　岳桂华　　黄国东

副主编　李运容　　李龙春　　范氏泰和
　　　　黎　丽　　利泉强

编　委　李　琳　　刘东苹　　肖曙芳
　　　　王美全　　李凤珍　　杨小徽
　　　　黄　鑫　　杨　鹏　　毛正奇
　　　　陈少峰　　陈　松　　李　慧
　　　　唐伶利　　梁　迪　　苟　尧
　　　　谢玉珑　　何雪明　　刘伟锋
　　　　曾丽金　　韦斯军　　张青青
　　　　林　威　　覃其静　　彭　帅
　　　　李　澄　　韦静怡　　李丽平

壮医药药膳

前言

中医药药膳是在中医学理论指导下，将不同药物与食物进行合理组方配伍，采用传统和现代科学技术加工制作，具有独特的色、香、形、效，且具有保健、防病、治病等作用的特殊膳食。中医药药膳具有历史悠久、隐药于食、辨证配伍、注重调理、影响广泛的特点，其为我国的宝贵文化遗产，既可防病于未然，又可健体强身、延年益寿，一直备受人们喜爱。

中医药药膳的应用讲究"因人、因时、因地"制宜，人有男女、老幼、壮衰的不同，故对病邪的抵抗力、病后恢复的能力等亦有明显的差异。时序有四时寒暑的变更，在时序的变化中人体的阴阳气血津液随之变化，故在病理过程中人体对病邪的抗御能力亦不同。地理的南北高低，环境的燥湿温凉，也会影响人体正气。由于这些差异的存在，对同一病证的施膳就不能千篇一律，必须根据个体的不同状态，制订相应的适宜的药膳组方，才能达到良好的调治效果。

壮族是岭南地区的土著民族，其中绝大部分聚居在亚热带季风湿润气候区域，该区域山区和丘陵占土地面积的82%左右，这里气候温暖，日照充足，雨水充沛，动植物资源十分丰富。壮族先民主要从事农业生产活动，在后来的历史发展过程中，壮族与当地的汉、侗、瑶、毛南等民族相互融合、相互影响，形成了既具有本民族特色，又揉和有汉、侗等其他民族一些习俗在内的饮食结构和食养食疗模式，故其饮食文化具有鲜明的地域特点和民族特色，并随着社会的进步而得到传承和发展。一些地方特色中药材在民间往往作为食材广泛食用，以此来达到养生保健、防病、治病的目的，进而发展为壮医药药膳。为挖掘开发这些具有广泛民族特色的药膳，大力发展地方特色食养健康产业，不断满足人民群众多样化的食物需求，广西国际壮医医院在2022年集全院力量举办了第一届壮瑶药药膳大赛，涌现出许多具有壮医药特色的药膳，为此，特编写《壮医药药膳》，为壮医药的应用推广添砖加瓦。

　　该书的编写和出版得到了"全国名中医黄汉儒学术思想与临床诊疗传承发展推广中心（04B23008V4）""广西医学高层次骨干人才培养'139'计划（G202002014）""广西壮医龙路病重点研究室（桂中医药科教发［2023］9号）""中医药壮瑶医药药膳食疗项目建设（桂中医药发［2023］1号）"等项目的支持。由于编者水平所限、时间仓促等原因，本书难免存在疏漏和不妥之处，期待您的宝贵意见和建议，以便我们不断改进和完善。

编　者

2023年11月

目录

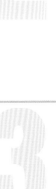
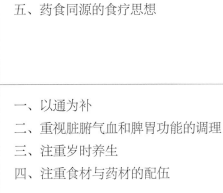
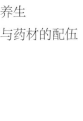
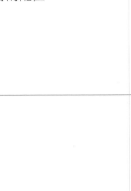

壮医药

药膳

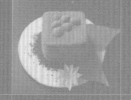

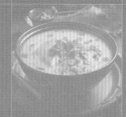

第一章

壮医

基础理论

一、壮医起源

　　壮族是岭南地区一个历史悠久的土著民族。壮族人民的方药文化可以追溯到3000多年前，《逸周书·王会解》记载周王朝的各民族的土特产贡品："正南：瓯邓、桂国、损子、产里、百濮、九菌。请以珠玑、玳瑁、象齿、文犀、翠羽、菌鹤、短狗为献。"壮族先民聚居地区四周高，中部低，四周多山，为亚热带湿润季风气候，夏季日照长，冬季霜雪少，雨量充沛，夏季潮湿，冬季干燥，故暑湿火热致病因素容易侵犯人体而发病，特别是痧瘴毒等地方性疾病，发病率非常高。在岭南地区，从夏至秋，热气蒸腾，烈日灼烧，雨水连绵，导致草木腐烂、虫蛇死亡、沟渠污浊等污秽之气，使人气血闭塞然后为病。宋代周去非所著《岭外代答》对壮族治疗瘴疾的记载已经较为详细。《后汉书·马援传》已有壮族先民使用薏苡仁来防治瘴气的记载。壮族先民聚居地是一个野兽横行、瘴气弥漫的环境，壮族先民在这种环境中生活，很难避免疾病、创伤，日常生活中，他们不断与疾病进行斗争，长此以往，壮族先民找到了预防和治疗疾病的草药，并且形成自己的组方，正是这种与疾病的斗争，促进了壮医药的产生和发展。

二、阴阳为本、三气同步的天人自然观

　　壮医药起源于实践经验，由于壮族独特的生存环境和生活方式，壮医形成了阴阳为本，"天、地、人"三气同步的天人自然观；"天"指天气，主降，"地"指地气，主升，二者合称天地之气，源于自然；"人"指人气，

人的生命活动规律，主和。壮医认为人禀天地之气而生，为万物之灵。人的生长壮老死生命周期，受天地之气涵养和制约，人气与天地之气息息相通。天地之气为人体造就了生存和健康的一定"常度"，但天地之气又是在不断变化的，日夜小变化，四季大变化。人作为万物之灵，对天地之气的变化有一定的主动适应能力。人体也是一个小天地，是一个有限的小宇宙单元。人体的结构与功能，先天之气与后天之气，共同形成了人体的适应与防卫能力，从而达到天地人三气同步的健康境界。

三、 三道两路的生理病理观

三道指的是谷道、水道、气道，两路指的是龙路、火路。壮医认为，脏腑、气血及骨肉是组成人体的主要物质基础。谷道相当于西医的消化系统，即人体消化、吸收食物和排泄食物残渣的通路；水道相当于西医的泌尿系统，即人体排汗排尿的通路；气道相当于西医的呼吸系统，即人体内部与外部气体交换的通路。人体谷道、水道、气道通畅，调节有度，人体之气与天地之气同步协调平衡，疾病不会发生；反之则三气不能同步，相应的脏腑功能发生改变而出现病证。壮医认为龙是制水的，龙路相当于西医的血液循环系统，即人体血液循环运行的通路，其干线和网络遍布全身，中枢在心脏。壮医认为火为触发之物，其性迅速，火路相当于西医的神经系统，即人体的传感之道，其干线和网络也遍布全身，中枢在"巧坞"（大脑）。通过三道获得人体所需的营养物质，即气、水及食物等，并通过三道将其排出体外；两路调节人体，保持人体的内外协调，让机体和外部环境相适应，形成一个统一的整体，达到"天、地、人"三气同步的健康状态。无论机体哪一个方面出现问题，都会在三道两路上有所反应，阴阳平衡遭到破坏，机体出现病理状态。

四、 毒虚致百病的病因病机论

壮族先民居住地区位于亚热带，山林茂盛，气候湿热，野生有毒的植物和其他毒物尤多，如毒草、毒树、毒水、毒矿、毒虫、毒蛇等；动植物腐败产生瘴毒、臭气等。唐·陈藏器《本草拾遗》："岭南多毒物，亦多解物，岂天资乎？"无数中毒致病甚至死亡的实例和教训，使壮族先民们对毒有着特别直接和深刻的感受，并总结了丰富多样的救治方法。壮医认为，机体在代谢过程中产生的各种毒物，若不能正常排出，积聚体内形成内毒；自然界中亦有湿毒、风毒、热毒、暑毒、火毒等外来邪毒。邪毒、毒物进入人体后是否发病，取决于人体对毒的抵抗力和自身解毒功能的强弱，即取决于人体内正气的强弱。

中毒后邪毒阻滞"三道两路"或损耗正气至虚极衰竭，甚至死亡。壮医认为，所谓毒，是以对人体是否构成伤害以及伤害致病的程度为依据而定义的，有的毒性猛烈，有的则是毒性缓慢；有的为有形之毒，有的为无形之毒；有的损伤皮肉，有的则伤害脏腑和体内重要通道。毒之所以致病，壮医认为其机制为：其一，人体正气与毒的性质本身就是对立的，正气是人体健康所需的气，不仅可以保持健康，而且还可以调解毒的伤害。如若正气调解不了毒的伤害，则毒会将人体的协调统一的状态扰乱，随即致病；其二，有些毒使"三道""两路"不能发挥正常的生理功能，造成人体各道各路运行不畅，以致天地人三气不能同步的疾病状态，随即致病。因各种毒的性质不同，侵犯的主要部位有别，作用的机制各异，以及人体对毒的抵抗程度不同，在临床上表现出各种不同的症状和体征，成为壮医诊断和鉴别诊断的重要依据。

虚指的是人体的正气虚弱，亦或是人体的气血虚弱。虚不仅是致病的原因，同时也是病态的反映，作为致病的两大因素之一，虚本身可以表现出软弱无力、神色疲惫、形体消瘦、声低息微等临床症状，甚至衰竭死亡。而且因为虚，体内的运化能力和防卫能力相应减弱，特别容易招致外界邪毒的侵袭，出现毒虚并存的复杂临床症状。虚的原因，壮医归结为两个方面：一是先天禀赋不足，父母羸弱，孕期营养不良或早产等；二是后天过度劳作，或与邪毒抗争气血消耗过度而得不到应有的补充，或人体本身运化失常，摄入不足而致虚。总之，毒或虚可使人体失去常度而表现为病态。如果这种病态得到适当的治疗，或人体的自我防卫、自我修复能力能够战胜邪毒，则人体常度逐步恢复而疾病趋于好转、痊愈。否则终因三气不能同步，导致人体气脱、气竭而死亡。

五、 药食同源的食疗思想

壮医重视食疗和动物药，认为人为灵物，人与动物之间，同气相求，血肉有情之品常被壮医用来补虚，其效果最好，故临床上常用动物药来调气、补虚。取像比类，每种动物的脏器或特定部位，可以调节或增强人体相应脏器或特定部位的功能，在临床上具有特定的用途，发挥特殊的治疗作用。"吃什么，补什么""一方水土，养一方人"，是壮医食疗理论的基础。壮族先民不仅用药物治疗疾病，更注重利用补虚药来强身壮体，以益寿延年，这也是壮族能成为中国少数民族中长寿老人多的原因之一。

用药以食为补，医学起源学说中有医食同源的说法，壮族民间对于进补非常重视食物的补益作用。壮医食疗法是壮医愈疾防病与养生保健的特色疗法。方法简单、易行，疗效确切、安全，深得民众喜爱，普及面广。常见的壮医食疗方法：药酒食疗，如金樱子酒、稔子酒、酸梅酒；药膳食疗，如三七鸡、五指毛桃鸡；药粥食疗，如淮山薏米粥、牛大力粥、玉郎伞粥；药饭食疗，如大力千斤饭、倒水莲桂圆饭；腌酸食疗，如牛甘果、杨梅腌酸；药汤食疗，如九龙藤猪脚汤。

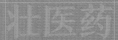

壮医药

药膳

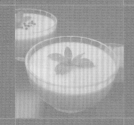

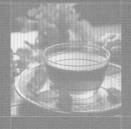

第二章

壮医药

药膳的

应用原则

壮医药药膳是随着壮医药的发展而产生并不断发展的。壮族先民在寻找食物果腹充饥的同时，发现许多养生保健治疗疾病的药物，并随着时代的进步、饮食方法的改变，总结出许多具有防病治病、强身延年益寿功效的药膳。如龙虎（蛇、猫）斗、龙凤（蛇、鸡）会、三蛇（眼镜蛇、金环蛇、灰鼠蛇）酒，流行于右江地区的"果粑"（牛奶果、糯米）、"花团"（糯米、南瓜花、花生、芝麻、猪排骨）。《肘后备急方》卷三治风毒脚弱痹满上气方第二十一记载："脚气之病，先起岭南，稍来江东，得之无渐，或微觉疼痹，或两胫小满，或行起忽弱……治之多用汤酒摩膏，种数既多，不但一剂，今只取单效，用兼灸法。取好豉一升，三蒸三曝干，以好酒三斗渍之，三宿可饮。随人多少，欲预防不必待时，便与酒煮豉服之，脚弱其得小愈，及更营诸方服之，并及灸之。"其中所载豆豉酒就是壮族先民所使用的药膳，这些也是壮医药膳的原始形态。

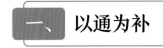

一、以通为补

　　以通为补是壮医药药膳补养的方法之一，壮族人民居住之地湿热之毒较盛，湿毒、热毒极易侵犯人体，导致人体气机不畅、龙路火路不调。对此，壮族人民喜欢饮用祛风湿、通龙路火路的药酒，逢客人上门，壮族人民一般会用自家泡制的药酒迎客。壮族人民用于泡制药酒的主要药物有眼镜蛇、金环蛇、银环蛇等蛇类，及鸡血藤、络石藤、牛大力、扶芳藤、鹰不扑等。

 ## 二、重视脏腑气血和脾胃功能的调理

在养生保健方面，壮医重视脏腑气血和脾胃功能的调理，壮医认为，扶正补虚必配用血肉之品，故壮族人民有喜欢食蛇、山禽、海鲜、河鲜等野生动物和生饮动物血液的习俗，认为可以祛风除湿、强筋健骨。壮医喜欢用动物药，认为虫类药能祛风、止痛、镇惊；鱼鳞之品能化瘀通络、软坚散结；介甲之属能滋补潜阳、安神定魂；飞禽走兽能滋养气血、燮理阴阳。由于壮族居住地区新鲜草药也十分丰富，故壮族民间常用鲜草药和血肉有情之品配合治疗疾病，如，以山羊肉、麻雀肉、鲜嫩的益母草、黑豆制作药膳，可防治妇女不孕；各种蛇肉汤或乌猿酒，可防治骨关节疾患，治疗历年不愈者；猪肉或老母鸭、水鸭、鹧鸪肉煲莲藕，可以防治阴伤干咳；白果炖老鸭、罗汉果煲猪肺不但美味可口，且具有润肺化痰之功，已成为颇具地方特色的壮族名菜。

三、 注重岁时养生

在壮医药药膳养生保健方面，注重岁时饮食养生，遵循春升、夏清淡、秋平、冬滋阴的原则。如农历正月底采白头翁、艾叶和米为粽，白头翁、艾叶均为壮医常用药物。农历三月初三，人们多采山银花、青艾等制成糯米糍粑，吃此糍粑能祛病而身体健康；也有食用分别用枫叶、红兰、密蒙花、乌桕树叶、黄姜等植物枝叶取汁制成的五色糯米饭的风俗，五色糯米饭不仅色鲜味香，而且具有清热利湿、行气健胃等保健作用，现已成为壮族饮食文化中的代表性食品。农历四月初八为浴佛节，壮族习俗是炊乌米饭，食之以辟疫；农历五月初五，老少饮菖蒲酒、雄黄酒以祛邪避瘴、防病保健。

四、 注重食材与药材的配伍

在应用壮医药药膳养生保健时，需要注意食材与药材的合理配伍，以发挥食材与药材之间的协同作用及制约药性之偏。从而适应机体的复杂情况，控制药物的毒性，消除副作用，确保用膳安全。如壮医用万年青治疗偏头痛时，喜加瘦猪肉炖服；治疗老年人支气管哮喘时，喜用三十六荡加豆腐煎服，对身体虚弱者，主张配用动物药；小儿病症多配成药膳，以方便服食。又如，黑糯米酒有补中气、滋养肾的功效，壮医用黑糯米酒增加人体脏腑、气血骨肉等的营养，以提高其功能；壮医用浸有主药石仙桃、蜂蜜，帮药柑橘皮的酒治体虚咳嗽。壮医认为，同气相引，食疗理念是"吃什么，补什么"，即动植物对人体类似部位的特殊药效与引导作用能使对人体的调理功能发挥得更快更好。如治疗风湿病，在祛风除湿的草药中，加入动物的骨骼或蛇类，便能起到引经入络、引药入骨的作用；木瓜、猪蹄、八爪鱼配以补血通络的药物服用，对产后缺乳有效；用动物腰骨和尾骨与杜仲、续断、牛膝等共炖服，可治肾虚腰腿痛；用动物腰骨和尾骨与壮药炖服，可治肾虚引发的小儿脑积水、囟门迟闭等症。

壮医药

药膳

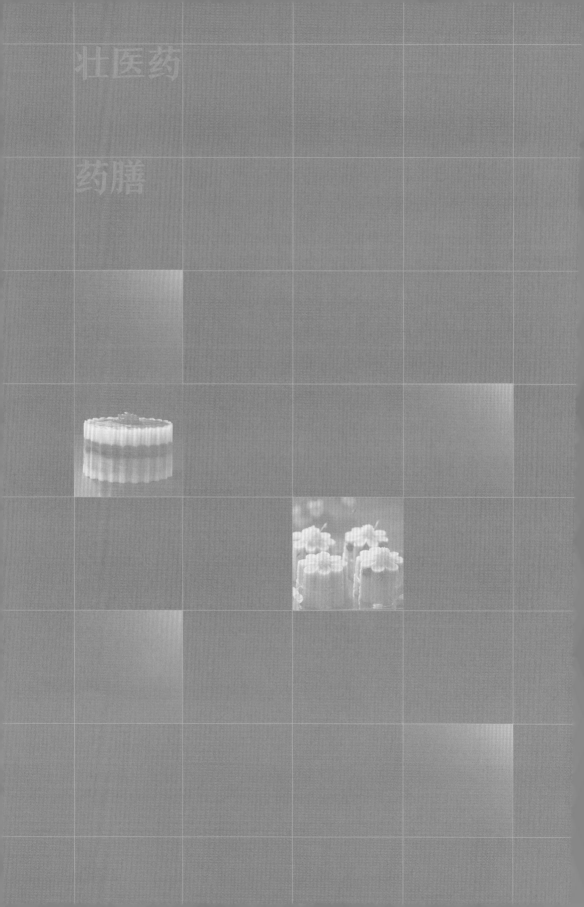

第三章

糕点

甜品类

花开富贵

山茶油50g、火龙果500g、山药500g、百合50g、桂花花瓣50g、八角茴香10g。

制作方法

1. 准备山药等，清洗干净备用。
2. 将紫色火龙果榨汁放入容器中备用。
3. 制备八桂百合香酱：将百合、八角茴香研磨成粉状，再过筛成细粉备用。将山茶油加热至6成热，放入百合、八角茴香粉，文火翻炒至香味散发，倒入小碗中冷却后撒上桂花花瓣备用。
4. 将山药刨皮后放入蒸锅中蒸至软糯（30～40分钟），取出。将蒸好的山药放入准备好的火龙果汁容器中浸泡2小时，使其上色。反复按揉和搅拌山药，直到成为泥糊状。
5. 将紫色的山药泥放入牡丹花模器中，压制成花瓣和花蕊状（大小适合盛放八桂百合香酱的小碗）。
6. 将制作好的"花瓣"和"花蕊"拼盘成一朵盛开的牡丹花。
7. 食用时，蘸取花蕊中的八桂百合香酱即可享用。

功效

健脾益胃，行气固肾。

适用人群

脾胃虚弱人群。

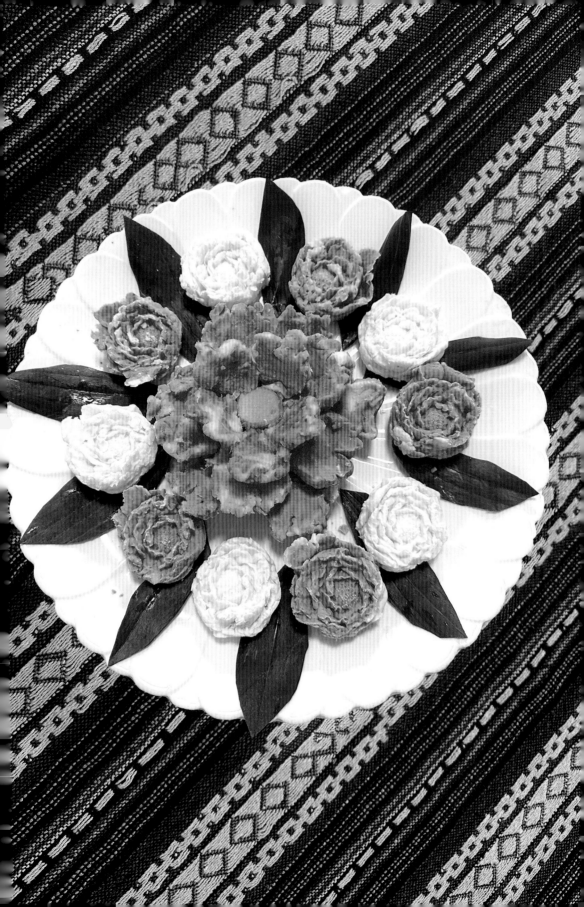

健脾益气马蹄糕

马蹄粉250g、椰浆500ml、火龙果1个、白砂糖适量、柠檬1个、橙子1个、茯苓15g、党参15g、白术15g、甘草6g、陈皮6g。

制作方法

1. 药材洗净，浸泡30分钟，大火煮沸后煮30～40分钟，纱布过滤，药液分成5等份，每份约200ml备用。

2. 取马蹄粉250g加入3份药液搅拌溶解，过两次滤筛，马蹄浆分成2份备用。

3. 火龙果去皮切块放入锅中压碎，加入上述1份药液，挤入柠檬汁2～3滴，加入适量橙子囊瓣，加入适量白糖，边搅拌边煮沸至白砂糖溶解，滤筛过滤，滤液加入50ml马蹄浆，小火熬煮至流线状浓稠液体，关火，放冷至80℃后，加入到上述的一份马蹄浆中搅拌均匀，即得火龙果马蹄浆。

4. 取椰浆250ml放入锅中，加入1份药液、白砂糖适量，小火加热，搅拌至白砂糖溶解，加入50ml马蹄浆，小火熬煮至流线状浓稠液体，关火，放冷至80℃后，加入到上述的剩下的1份马蹄浆中搅拌均匀，即得。

5. 加水大火烧开后放入容器，铺上薄薄一层火龙果马蹄浆，盖上盖子，蒸3～5分钟，至透明；加入一层椰浆马蹄液，蒸3～5分；循环3～5次上述步骤。将蒸好的千层糕静置放凉后即可切块食用，夏天放入冰箱冷藏口感更凉爽劲道。

功效

补气健脾、行气化滞、增强体质、可调节胃肠运动。

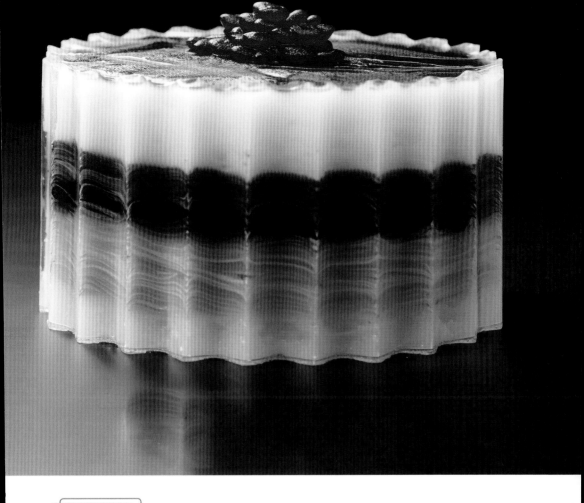

适用人群

脾虚气滞、久病、长期厌食、脾胃虚弱者。

备注

柠檬、橙子、火龙果是常用的食疗水果。此药膳不宜与萝卜、辛辣刺激食物同食，切忌过多贪食冰凉爽口的马蹄糕。

枣泥山药糕

原料

红枣100g、山药250g、桂花蜜适量。

制作方法

将山药切成小段，将红枣清洗干净，将红枣和山药放入蒸锅中蒸熟备用，将蒸熟的红枣、山药分别碾碎成枣泥、山药泥，将枣泥和山药泥搓成等大的丸子备用，依次将山药泥、枣泥、山药泥塞入模具，用勺子轻轻搅拌桂花蜜，为枣泥山药糕淋上金黄的桂花蜜。

功效

具有润肠通便、润肺止咳、解毒敛疮、补中益气。

适用人群

体虚患者。

备注

糖尿病患者可不加桂花蜜。

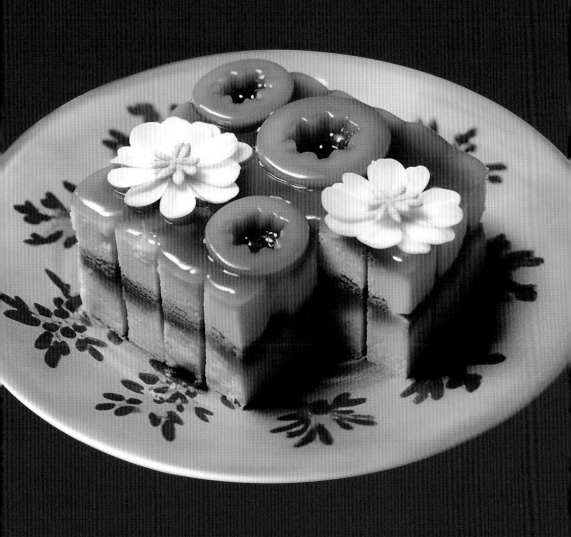

春晖羹

原料

凉粉50g、椰乳500ml、蜂蜜适量、益母草20g。

制作方法

将益母草加入1200ml水中，大火烧开，小火煎煮30分钟后，过滤，滤渣去掉，取水倒入锅中，烧开，加入凉粉，搅拌均匀，放冷，凝固后，切小块，加入适量椰乳及蜂蜜搅拌均匀即可。

功效

利水消肿，缓解产后腹痛，促进子宫收缩，促进恶露排出。

适用人群

产妇。

备注

孕妇不宜食用，因其中益母草具有活血化瘀止痛、去瘀生新之功效。

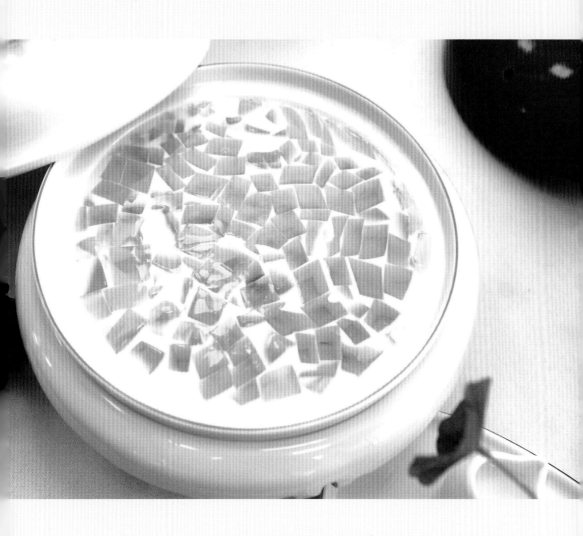

桑麻糕

原料

低筋面粉65g、鸡蛋5个、牛奶适量、白糖25g、霜桑叶10g、黑芝麻10g。

制作方法

将霜桑叶、黑芝麻炒熟后，粉碎，过筛与低筋面粉混匀备用。将蛋清与蛋黄分开，往蛋黄中加入25g白糖、适量牛奶搅匀，倒入上述混好的粉，搅拌均匀。用打蛋器将蛋清打成硬性发泡，加入蛋黄面糊，搅拌均匀后置于烤箱中130℃烤40分钟即可。

功效

补肝益肾，养血润燥。

适用人群

适用于肝肾阴虚者。脾虚湿盛、运化不良者慎用。

备注

1. 此药膳方来源于明·龚延贤所著《寿世保元》。
2. 桑叶和黑芝麻均为药食两用品，两者合用，共奏补肝益肾、养血润燥之效。黑芝麻炒熟之后配上桑叶，补肝肾、益精血的作用更强、更佳。

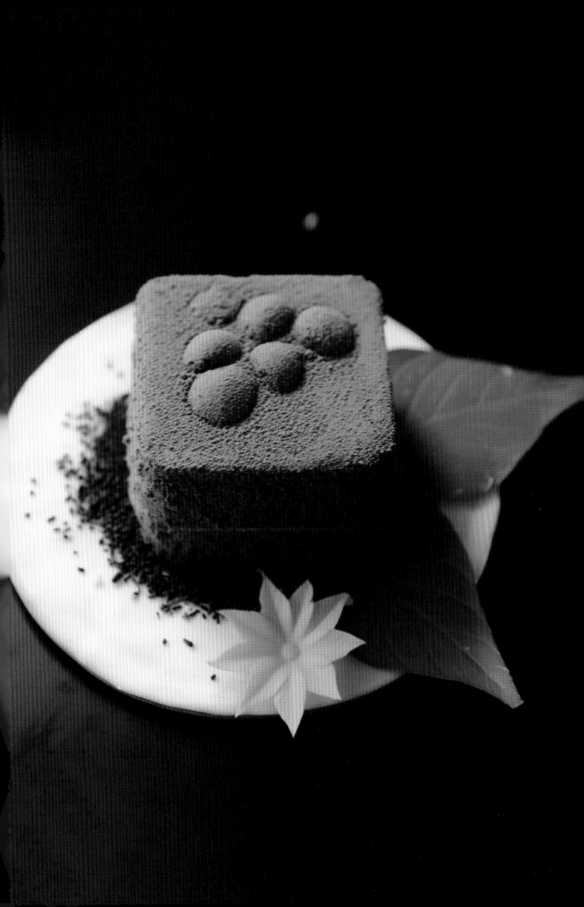

木瓜牛奶布丁

原料

木瓜1个（500g）、纯牛奶500ml、白糖50g、吉利丁粉25g、薄荷20g。

制作方法

成熟的木瓜洗净，削去外皮，剖开去籽，切成小块状（20g），加入50g白糖后倒入榨汁机中榨汁，纱布滤过去大颗粒后备用；在锅中加入500ml纯牛奶，倒入25g吉利丁粉，搅拌均匀，小火加热至微开；将牛奶倒入榨好的木瓜汁中，搅拌均匀，放凉即可。

功效

具有美容养颜、丰胸通乳、舒筋活血、和胃化湿之功效。

适用人群

风湿痹痛、吐泻转筋、津伤口渴、消化不良者。

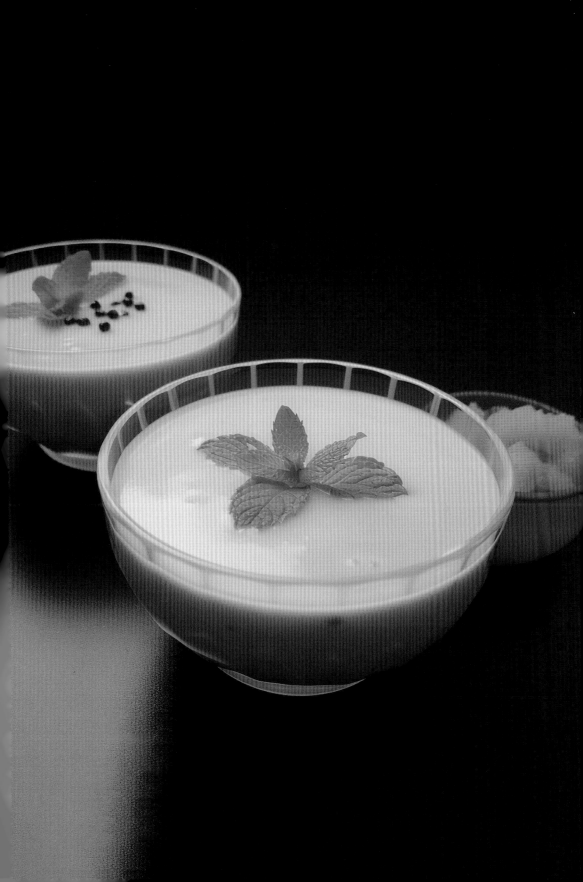

正气解忧冻

原料

白凉粉50g、白砂糖适量、蜂蜜适量、火麻仁30g、山药20g、莲子10g、罗汉果10g。

制作方法

将火麻仁、山药、白果、莲子打碎，放入锅中，加入适量清水，大火煮开，改用小火熬制15分钟，用漏网滤出药汁备用。取清水适量放入碗中，加入白凉粉，充分搅拌溶解。取备用药汁放入锅中，一边加热一边加入白凉粉溶解液，充分搅拌，再加入白砂糖、蜂蜜继续搅拌加热沸腾，倒入盛装器皿冷却；罗汉果去壳，放入沸水中泡5分钟，取过滤液倒入上述器皿。

功效

补肺健脾，润肠通便。

适用人群

该膳适用于肺脾两虚、肠燥便秘人群，健康人群亦可。大便滑泻人群慎用。

备注

本药膳选用火麻仁、罗汉果、山药、莲子等药材制作而成，具有健脾补肺、润肠通便之功能。火麻仁润肠通便为主药。莲子补脾止泻、益肾固

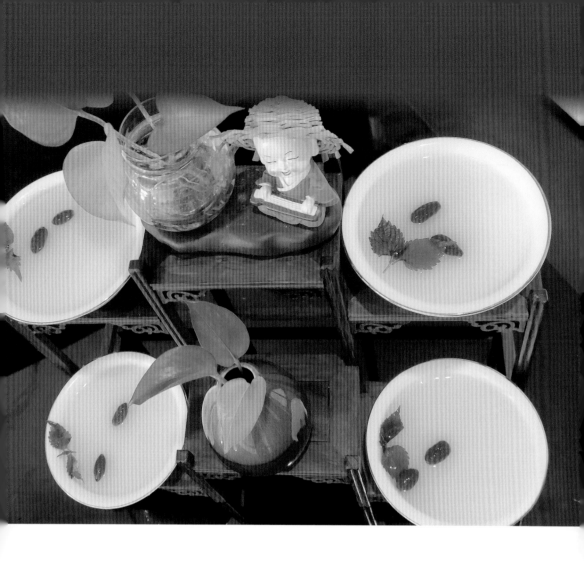

精、养心安神，山药补脾肺之气，二者共为帮药。罗汉果为桂十味道地药材之一，能清肺润肠，为带药。本药膳以清肺润肠为主，肺者，相傅之官，主一身之气，吸"清气"，呼"浊气"，同时，肺与大肠相表里，肠润便通，则身轻无忧，更能促进肺之吸清气呼浊气之功；加山药并补脾肺之气，土旺则金生，再加莲子补脾止泻、益肾固精可防大便滑泻过度，耗气伤精，且莲子又养心安神，心为君主之官，心神安定，则无忧。诸药合用排浊纳新，一身无忧，风清气正，正气内存，邪不可干。

茉莉山药糕

原料

鲜茉莉花50g、可食用玫瑰花3~4朵，蜂蜜30g，冰糖10g、新鲜山药500g。

制作方法

茉莉花及玫瑰花取花瓣洗净，用厨房纸吸水后将花瓣切碎；山药去皮洗净，切段，入锅隔水蒸15~20分钟；将蒸好的山药捣溶过筛后加入少量蜂蜜，拌匀后加适量生粉拌匀；将山药及碎花瓣拌匀，团成30g小圆球，用糕点模将小圆球打模成形；将糕点入锅蒸3分钟出锅，摆盘即可。

功效

健脾和胃，润肺止咳。

适用人群

高脂血症、一般人群均适宜。

备注

山药蒸制时，切段，蒸熟后，放冷再压泥，因为刚蒸好时，水分过多，后续不好成型。

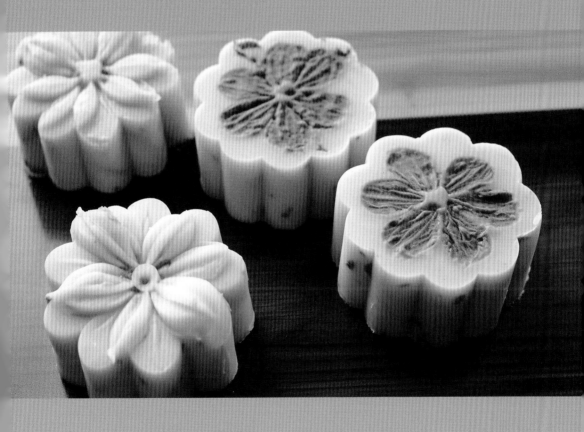

五彩绣球

原料

糯米1000g、猪前腿300g、鲜香菇20g、马蹄100g、山药500g，红蓝草（紫色）适量、密蒙花（黄色）适量、蝶豆花（蓝色）适量、苏木（橙色）适量、娘惹花（绿色）适量。

制作方法

五种植物染料各煮水后与糯米浸泡过夜后，滤干水，备用；猪前腿肉加入鲜香菇、马蹄、广山药做成茸泥，茸泥团成小团（每颗25g），茸泥团裹上五色糯米；上锅蒸20分钟，出锅摆盘即可。

功效

健脾养胃，补中益气。

适用人群

一般人群均适宜，但是糖尿病患者及肥胖者不宜食用。

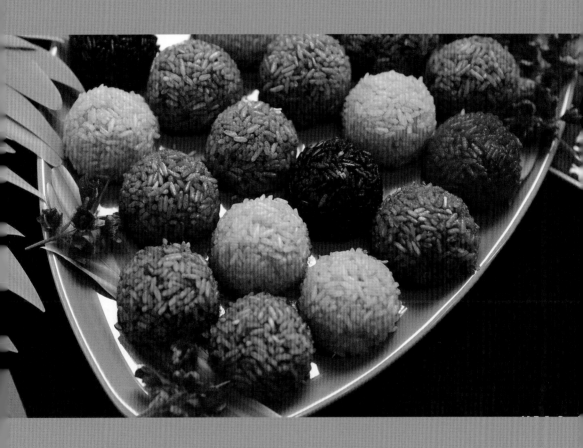

六君子手作冰粉

原料

冰粉籽25g、木薯粉圆3g（不同颜色）、西米3g、花生碎3g、葡萄干3g、红糖（适量）、山楂片3g、红枣10g、枸杞10g、党参15g、茯苓10g、白术10g、甘草6g、陈皮6g、半夏6g。

制作方法

将所有药材用2000ml纯净水浸泡1小时后大火烧开，再用文火煎30分钟。将煎好的六君子汤放凉，将冰粉籽洗净后装入纱布袋中，扎紧袋口，放入晾凉的六君子汤药中，揉搓8～15分钟，揉至泡泡变成细密，静置凝固，可根据个人喜好加入配料调味，即可。

功效

健脾益气，燥湿化痰，增强免疫力。

适用人群

适用于脾胃气虚兼痰湿证、食少便溏，胸脘痞闷，呕逆、面黄体瘦，或久患疟痢，不思饮食，或呕吐泄泻，饮食不化，或患饮食停滞等脾胃功能较差的人群。

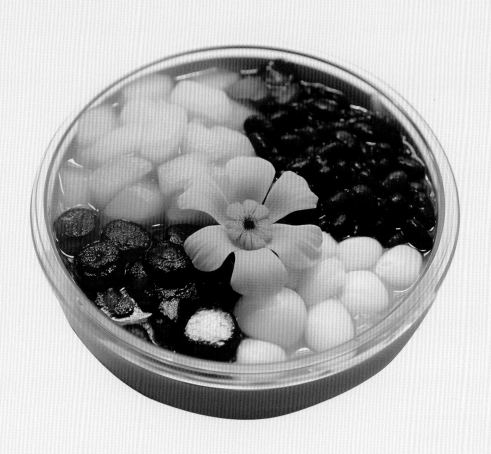

五指毛桃茯苓糕

原料

糯米粉100g、白糖粉适量、紫薯200g、玫瑰花酱、蜂蜜、新鲜山药200g、茯苓100g、薏苡仁100g、五指毛桃20g、红花5g、苏木15g、艾叶10g。

制作方法

将紫薯、山药去皮洗净，上锅蒸熟后压成泥，团成15g小团；五指毛桃洗净后加水500ml，烧开后小火煮30分钟，取汤液备用；红花、苏木、艾叶分别加100ml水烧开后小火煮10分钟，取汤液备用；茯苓和薏苡仁打成粉，与糯米粉、白糖粉混匀后，用五指毛桃汤液和面，用红花、苏木、艾叶汤液分别拌色，揉成表面光滑面团，取小团，捏成饼皮，将山药紫薯泥团包起，用模具压成花朵形状，上锅蒸20分钟，用玫瑰花酱或蜂蜜调味，即可。

功效

益气健脾养胃，祛湿解毒，提高免疫力。

适用人群

久病体虚，脾胃虚弱者，小儿，老人。

备注

可以根据个人口味用白砂糖、蜂蜜、玫瑰花酱调味；也可用模具压成花朵形状后用红花、苏木、艾叶汤液上色。

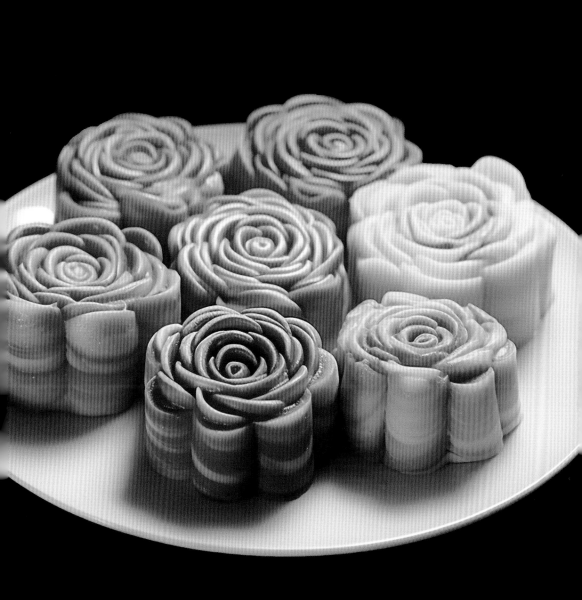

太极麻仁糊

原料

黑芝麻 50g、粳米 50g、火麻仁 25g、茯苓 25g、山药 25g。

制作方法

将茯苓、山药、粳米洗净后加入破壁机中，加入适量的水用豆浆模式煮成白糊，倒出；将火麻仁、黑芝麻洗净后加入破壁机中，加入适量的水用豆浆模式煮成黑糊，倒出；根据个人口味加入白砂糖或蜂蜜调味即可。

功效

补脾养胃，祛湿，润肠通便。

适用人群

脾胃虚弱、大便失调等人群。

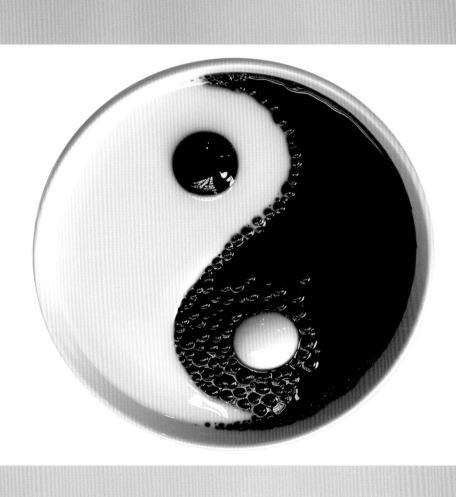

桂圆红枣补心糕

原料

山药250g、桂花蜜适量、桂圆50g、红枣100g。

制作方法

山药去皮后切片，将山药、桂圆、红枣蒸熟，红枣去核，桂圆去壳去核，将山药和红枣分别按压成泥，做成小剂子，然后将山药、红枣、桂圆肉依次放入模具，成型后摆盘，每个糕上淋上桂花蜜即可。

功效

养心安神，益气补虚。

适用人群

用于脾虚食少，乏力便溏，妇人脏躁人群。有大便干燥、小便黄赤、口干舌燥等阴虚内热表现者不宜食用。

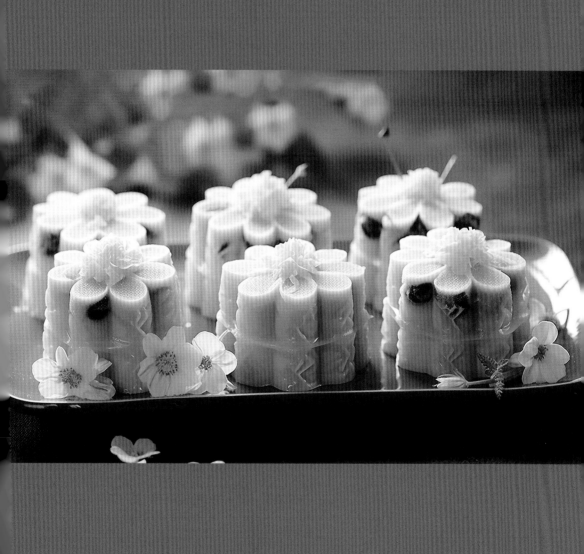

白翡翠五君卷

原料

白萝卜3个、山药500g、蜂蜜5g、桂花3g、山楂15g、薏苡仁15g、茯苓15g。

制作方法

白萝卜洗净去皮，用刮皮刀刮出薄而透明的萝卜皮，放盐水中腌制备用；山楂、薏苡仁、茯苓打粉备用；山药不去皮，切成段；药材打成的粉加水打湿放入碗中，一起放入锅中蒸熟（约20分钟），将熟山药剥皮后打成泥状，与药粉混合均匀；取出腌制好的萝卜皮，晾干水分，用萝卜皮将第四步混合好的药膳包起来，用模具做成方形或圆形，摆盘；蜂蜜加水煮开，待稍浓稠时加入桂花，煮约1分钟后关火，浇入药膳中，即可。

功效

健脾开胃，消食化滞，补中益胃，温肺化饮。

适用人群

适用于一般人群，3岁以下儿童可将蜂蜜换成麦芽糖。

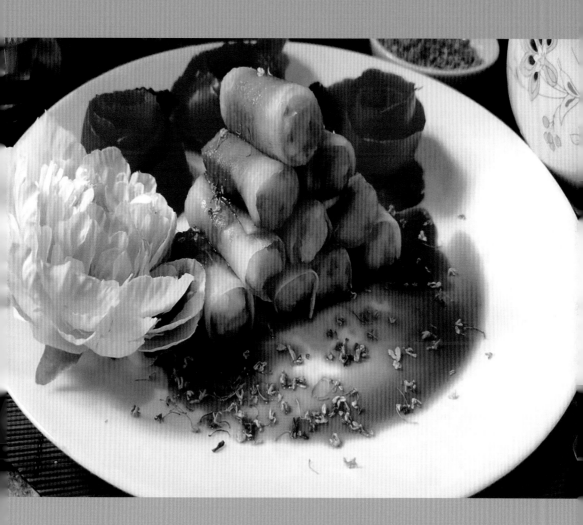

山合寐莲

原料

桂花3g、蜂蜜60g、火龙果250g、青瓜250g、白砂糖20g、牛奶50ml、新鲜铁棍山药500g、新鲜百合500g。

制作方法

新鲜铁棍山药洗净后切断蒸熟备用；百合烫熟备用；将山药、百合做成莲花型；火龙果切碎后滤除果汁、加入蜂蜜、牛奶煮开，待稍黏稠后放入桂花继续煮约1分钟后浇入"莲花"中；青瓜切片装饰即可。

功效

健脾祛湿，去积安神。

适用人群

适用于脾虚湿滞中焦者。

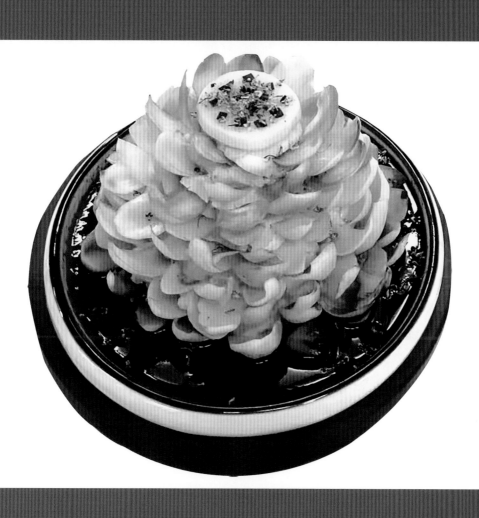

花山好寐羹

原料

百合50g、藕粉2包、山药250g、冰糖20g、龙眼肉15g、红枣10g、炒麦芽15g、麦冬10g、炙甘草6g、枸杞10g、莲子10g、心里美萝卜一个。

制作方法

新鲜百合洗净烫熟后备用；用心里美萝卜剪出华山壁画中的背景人物造型多数，开水烫熟备用；将龙眼肉、红枣、炒麦芽、麦冬、炙甘草、莲子等药材洗净并用纱布袋装好，加水放入锅中煮开约20分钟，放入冰糖调味；山药蒸熟后打成泥状，加水调成水状，加入藕粉融化，过滤；将煮开的药膳汤冲入"藕粉山药"过滤后的水中，搅拌至藕粉黏稠并成透明状；装入碗中，放入百合及用心里美萝卜剪出的造型，待冷却到合适温度后即可食用。

功效

养阴和中，清心安神。

适用人群

脾胃虚弱，入睡困难人群。

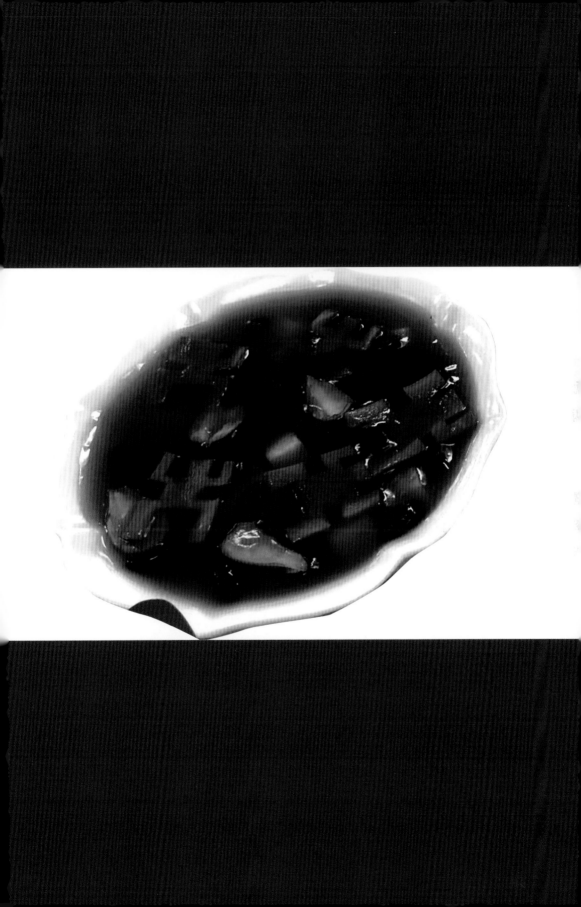

山南紫薏糕

原料

山药100g、南瓜100g、紫薯100g、莲子10g、红枣50g、薏苡仁10g、鸡内金6g、糯米粉适量。

制作方法

将各材料洗净，山药、紫薯等食材去皮，切段。莲子、薏苡仁提前浸泡过夜后，与红枣、山药、紫薯、南瓜上笼大火蒸30分钟，出锅后放凉，各材料碾压成泥。糯米粉炒熟备用。鸡内金打压成细粉，加入红枣泥中，搅拌均匀。将莲子和薏苡仁分成两份，分别加入山药、紫薯泥中，搅拌均匀，散上熟糯米粉，搓成团子，将枣泥包入，散上熟糯米粉，入模型内，脱块成糕。调入适量桂花蜂蜜即成。

功效

健脾化湿，调理谷道。

适用人群

适用于脾虚湿困、少食溏便者及妇女脾虚带下者。血糖高者适量，不加蜂蜜。

备注

南瓜、紫薯、糯米合用补中益气；山药、莲子补脾止泻；鸡内金健脾消食；大枣补中益气，养血安神。本品药性平和。

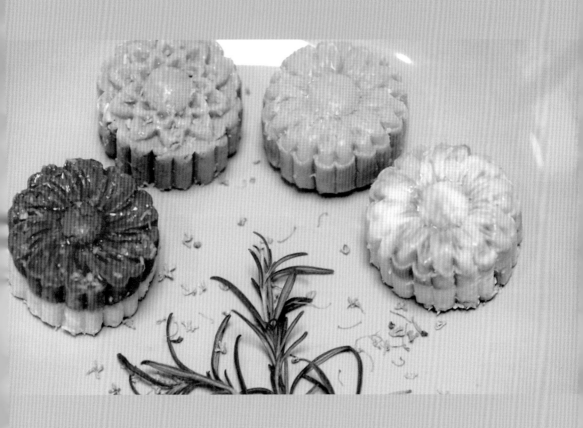

百合茉莉花冻

原料

白凉粉25g、冰糖25g、新鲜百合20g、茉莉花6g、草莓适量、枸杞子适量。

制作方法

百合洗净，加1200ml水煎煮30分钟，加入茉莉花继续煮5分钟，过滤；百合与茉莉花压碎，滤液大火煮沸后转小火，加入白凉粉，边加边搅拌，凉粉完全溶解、颜色清亮后，加入百合与茉莉花碎，搅拌均匀后让其自然冷却或冷藏，使其凝固；冰糖加入适量水小火熬制成糖浆；取出凝固后的百合茉莉花冻，切块，淋入冰糖浆、草莓调味点缀即可。也可根据个人口味加入其他水果调味。

功效

清心安神，养阴润肺。

适用人群

一般人群。

备注

购买粉性足的新鲜百合。使用干百合制备本膳时，干百合需浸泡过夜后使用。冷藏后口感更佳；糖尿病患者可以用罗汉果糖苷替代冰糖；也可加入椰奶或牛奶调味。

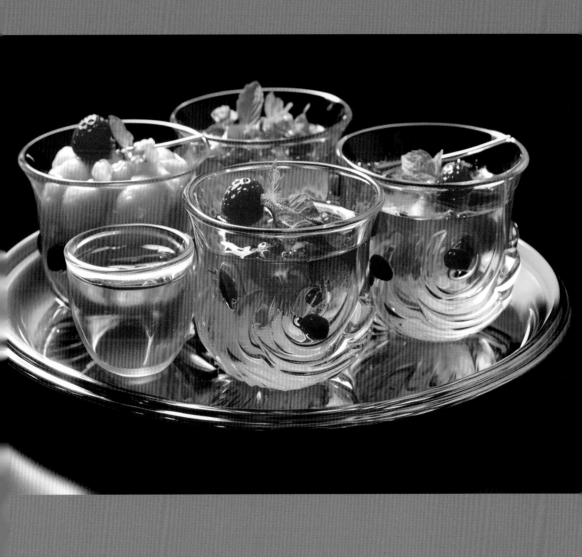

健脾补虚糕

山药250g、红枣50g、桂花5g、莲子40g、茯苓20g、糯米粉200g。

制作方法

1. 炒制糯米粉　锅烧干，以中小火加热糯米粉，不断地搅拌，确保糯米粉受热均匀，并避免烧焦。持续加热和搅拌，直到糯米粉变得略微金黄色，且散发出浓郁的香味。立即将炒好的糯米粉从锅中取出，放在一个干净的容器中，让其自然冷却。
2. 红枣去核，桂花、莲子、茯苓等洗净后，加少许牛奶或纯净水，用破壁机打成糊状；倒至锅中小火炒干水分后，加入适量熟糯米粉，揉成团后，揉搓成25g小剂子，备用。
3. 新鲜的山药洗净，去皮，切成小段，装到蒸盘中，大火蒸15~20分钟；取出蒸熟的山药，放入一个干净的容器中，使用捣臼或搅拌机将山药捣成泥状。可以加入一些糖或蜂蜜调味，根据个人口味适量添加。加入熟糯米粉，揉成三光面团后，揉搓成25g小剂子。将红枣等药材的小剂子包入山药泥中，用模具压制成型即可。

功效

补虚健脾，清心解郁。

适用人群

老少皆宜。

备注

本药膳是根据壮医的调气补虚理论调配而成的糕点，糯米粉佐以山药、莲子、红枣补脾益气；茯苓健脾祛湿；桂花解郁，与莲子配伍有醒脾清心之效，共奏补虚健脾、清心解郁之功，补而不腻。

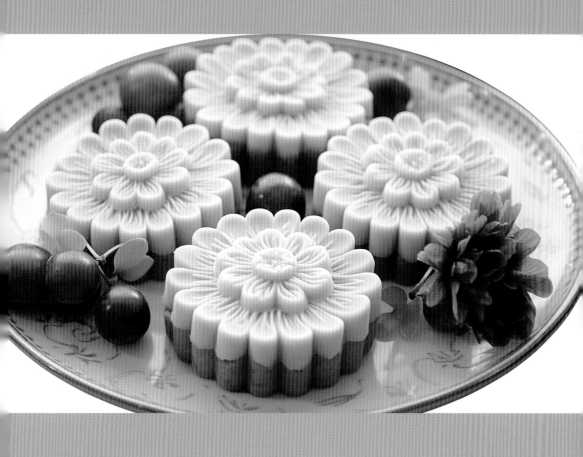

壮医药

药膳

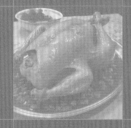

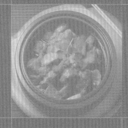

第四章

肉菜类

姜母鸭

原料

番鸭/老鸭半只、生姜适量、黄酒适量、老抽适量、生抽少量、八角茴香3g、香叶3片、陈皮6g、肉桂3g、川芎6g、党参10g、熟地黄10g、黄芪6g、白芍6g、枸杞子6g。

制作方法

1. 将鸭肉洗净、剁成块，将鸭肉同姜片放入锅中焯水去腥味，还可加入适量黄酒，能更好地去腥，煮沸后的鸭肉用冷水冲洗干净，将鸭肉沥干水分备用。

2. 砂锅中倒入适量香油，姜片放入砂锅里小火慢煎，姜片煎至金黄色后再倒入沥干的鸭肉块小火慢煎，严密翻炒，避免鸭肉煎糊，鸭肉煎至金黄色后加入适量冰糖，还可加入红枣若干，翻炒几下，加入适量老抽和少许生抽，把选好的药材放进锅里，加入适量料酒、半碗清水，用筷子搅拌均匀，盖上锅盖，开大火炖熟炖入味即可。

功效

补血活血，滋阴降火。

适用人群

普通人群。

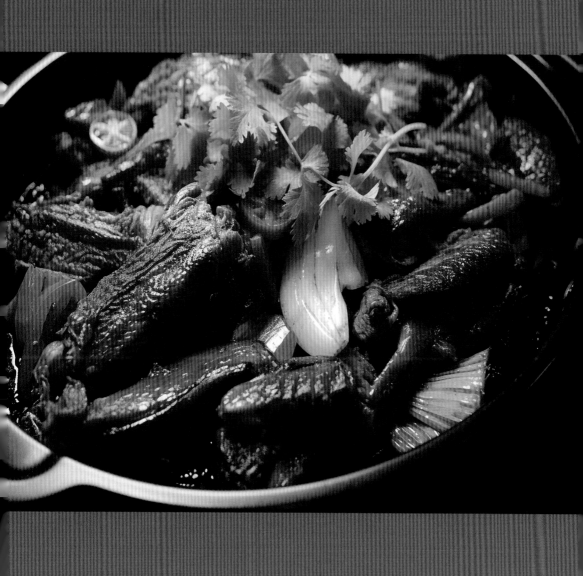

薏仁蒸鸭

原料

青头鸭1只、生姜20g、米酒20g、薏苡仁50g、肉桂1.5g、党参1.5g、茯苓1.5g、白术1.5g、八角茴香1.0g

制作方法

所有食材洗净备用，薏苡仁提前浸泡5～6小时，将薏苡仁、肉桂、党参、茯苓、八角茴香、白术放入无纺布袋，浸泡30分钟。青头鸭去骨留肉，清水浸泡15～30分钟，去血水。加入盐、料酒、生姜、葱腌制30分钟，除去生姜、葱，将鸭肉放入蒸盘内，加入浸泡好的药材，大火蒸60分钟，出锅装盘即可。

功效

补气健脾，祛燥湿，利水，通调气道、水道气机。

适用人群

脾虚湿盛人群。

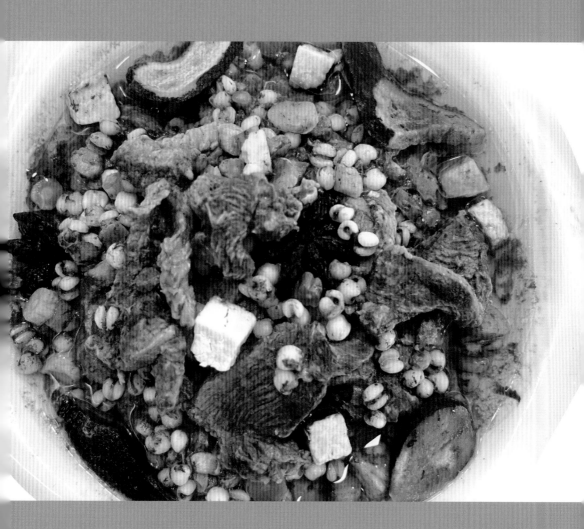

五指毛桃香鸡

原料

母鸡半只，酱油、料酒、姜、葱适量，五指毛桃30g，桂圆肉10g。

制作方法

将鸡切块，放入沸水中焯去血水，清水洗净，抹上料酒、酱油腌十分钟。桂圆肉加水400ml煮十分钟，过滤，将五指毛桃、姜片放入砂锅中，加入上述桂圆肉水焖至鸡肉软烂，加入葱、盐调味即可。

功效

健脾，益气养血。冬季食用能强身健体、减少感冒。

适用人群

体虚、气血亏虚、卫表不固者。

备注

五指毛桃为广西区域性特色药材，味甘，性平，有健脾益气、行气利湿的功效；可用于脾虚浮肿、食少无力、肺痨咳嗽、肝胆湿热者。龙眼肉，桂十味之一，具有补益心脾、养血安神之功；用于气血不足、心悸怔忡、健忘失眠、血虚萎黄。五指毛桃有"南芪"之称，益气补虚功同黄芪，药性温和，不温不燥，补而不峻，尤宜用于虚不受补的人群。与龙眼肉配伍共奏益气养血之功效。而且五指毛桃特有一股椰奶芳香，与鸡肉同煮，淡淡的椰香味让人口齿留香，意犹未尽。

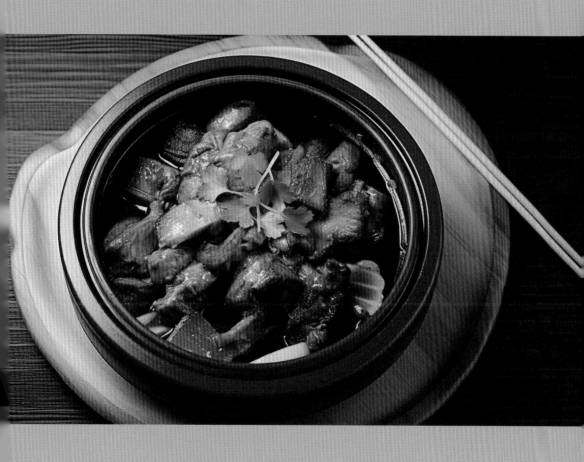

壮味莲生鸡

原料

小母鸡（750～1250g）、花生适量、山柰适量、莲子30g、红枣5枚、黑枣5枚、龙眼肉15g、薏苡仁15g、玉竹15g、芡实30g。

制作方法

鸡去毛后开背取出内脏，洗净。莲子、红枣、黑枣、龙眼肉、薏苡仁、玉竹、芡实用温水浸泡20～30分钟；将药材与花生混匀后加盐、少许花生油、酱油调味，然后放入鸡腹中，用麻绳缝好鸡背并摆好造型。放入蒸笼蒸约1小时即可。

蘸料的调配：生山柰剁碎、葱切小段，置于小碗中，淋入烧开的热油，激发出香味，根据个人口味加入盐、蚝油调味即可。

功效

健脾养胃。

适用人群

老少、孕产均可食用。

备注

本药膳为广西钦州当地人代代相传至今的一道经典药膳，是每逢嫁娶婚事必备的菜肴，此膳中，鸡腹药材中的红枣、花生、桂圆、莲子，有"早生贵子"之寓，加入薏苡仁、玉竹等药材，改善了鸡的口感，不仅去除了家禽本身异味，呈现了与白切鸡不一样的口感及烹饪方法，同时加入了平补脾胃的药材，不仅有"早生贵子"的寓意，还有滋补脾胃的功效。

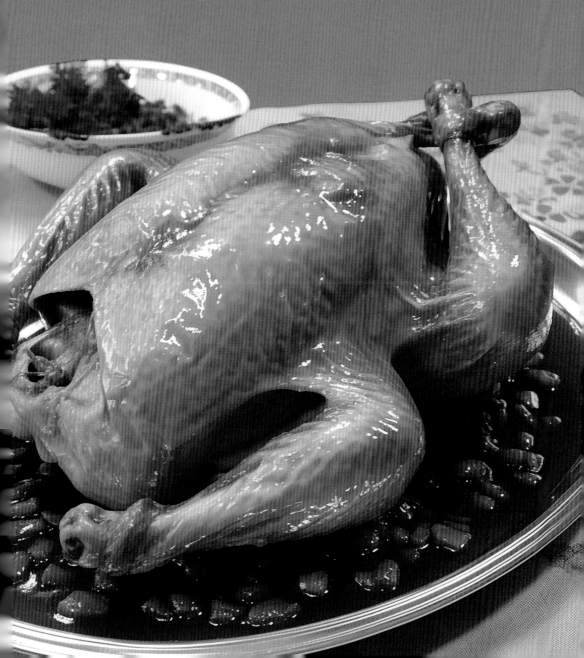

壮味潜羊烩

原料

羊肉2000g、当归5g、生姜50g、肉桂5g、八角茴香1g、砂仁9g、龙眼肉10g、五指毛桃10g、炙甘草3g、大枣5g、饴糖5g。

制作方法

将当归、肉桂、八角茴香、砂仁等药材清洗后用热水浸泡10分钟备用；将改刀后的羊肉洗净后焯水；起锅，将焯水后的羊肉炒干水分后加水，加入调味料后烧开，将所有食材及药材放至高压锅炖煮10分钟，将羊肉转至炒锅内收汁；出锅，摆盘即可。

功效

温肾健脾，益气养血。

适用人群

适宜手脚冰凉、体寒怕冷、乏力、气短、面色苍白的人。实热证、孕妇等人群不宜食用。

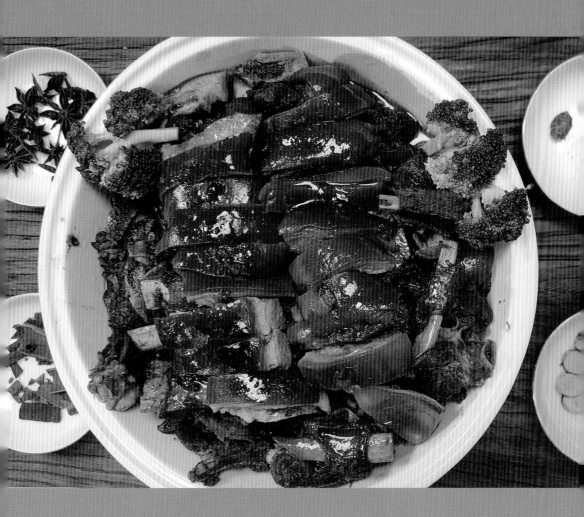

藤桂醋元蹄

原料

猪脚500g、姜125g、鸡蛋4个、添丁醋500ml、鸡血藤50g，桂圆30g。

制作方法

鸡蛋整个煮熟去壳，姜切片；将猪脚洗净焯水后滤干水分，热锅冷油加入姜片炒香，加入猪脚、酱油、盐炒香，转移至砂锅中；将剥好壳的鸡蛋、鸡血藤、桂圆放入砂锅中，加入添丁醋熬制30～40分钟后加盐调味即可。

功效

开胃生津，行气活血，祛湿散寒。

适用人群

产妇。

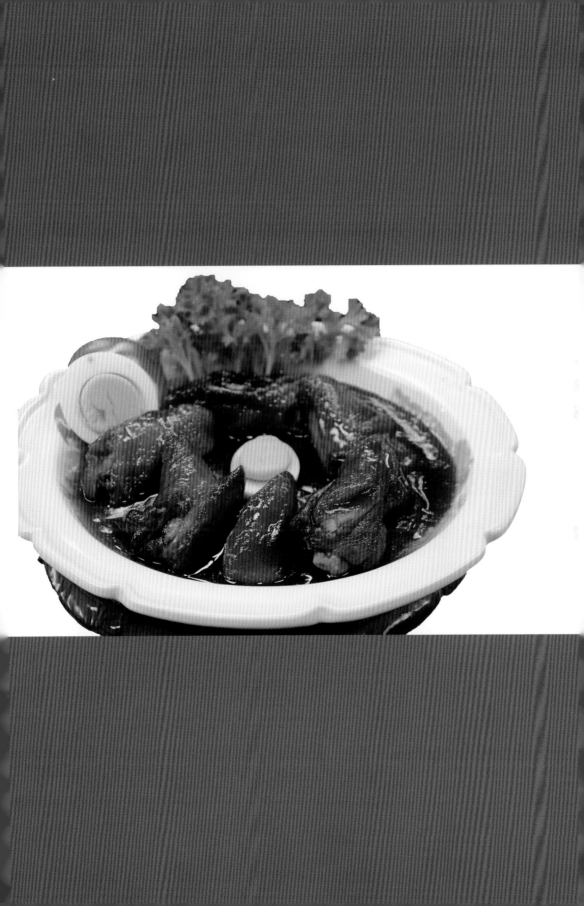

栗健八百里

原料

牛肉750g、板栗200g、鲜虫草花50g、党参10g，砂仁15g，黄芪15g，白术10g，生姜10g，陈皮5g。

制作方法

将牛肉洗净，切成3cm大小块状，板栗肉洗净滤干。油倒入锅中，待油温合适，炸板栗上色，捞出备用。锅中下葱段、姜片、砂仁煸香，倒入牛肉炒干水气，加入清水、板栗和药材，转小火煨，收汁，放入调料即可出锅摆盘。

功效

补中益气，健身壮力。

适用人群

脾气亏虚体弱、食少乏力、眩晕、水肿者。食滞胃肠、阴虚火旺者少服。

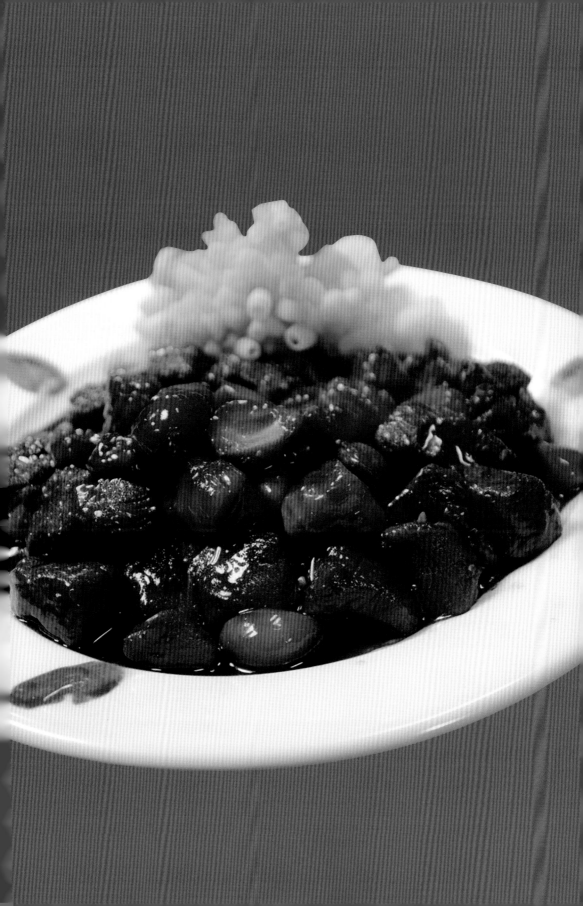

田园风光美椒酿

原料

猪肉500g，马蹄200g，鲜香菇50g，灯笼椒200g、芡实20g，茯苓20g，鸡内金10g。

制作方法

1. 将食材洗净，猪肉、马蹄、鲜香菇剁碎备用。
2. 香菇碎用热锅炒干水分，炒出香味后与猪肉、马蹄混匀。
3. 药材磨成细粉，与食材、蚝油、酱油、适量淀粉加入馅料中，顺着一个方向搅拌，搅拌约10分钟，加入适量盐、淋入热油继续搅拌即可得到馅料。
4. 将馅料装入灯笼椒中，上笼蒸熟即成。

功效

补脾利湿，运脾开胃。

适用人群

脾胃虚弱、食欲缺乏者。有实邪者不能食用。

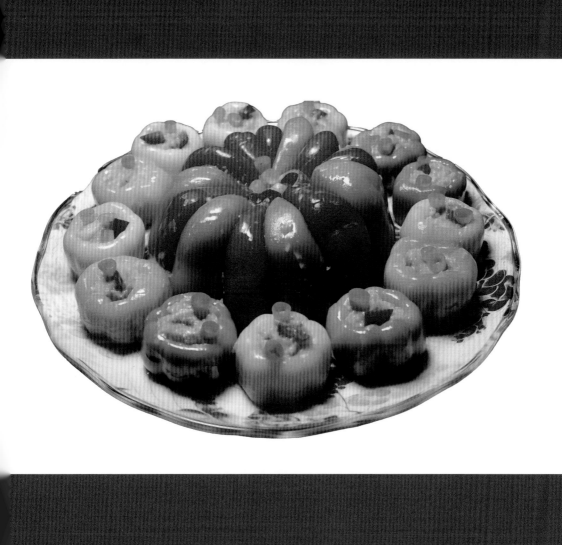

黄花倒水莲咕咕鸡

原料

土鸡一只、葱10g、姜6g、花生油50g、盐3g、料酒50g、生抽15g、蚝油10g、淀粉8g、黄花倒水莲15g、黄芪10g、枸杞子10g、红枣6g。

制作方法

1. 将鸡切块，洗净沥干水，加入葱、姜、盐、花生油、料酒、蚝油、淀粉，抓拌均匀，腌制15分钟。
2. 黄花倒水莲、黄芪、枸杞子、红枣清洗干净后浸泡30分钟，把一部分药材铺在蒸盘中，放入鸡块，再把剩下的药材散在鸡块上，泡药材的水倒入锅中，水开后上锅蒸20～30分钟即可食用。

功效

补气血，壮筋骨，治病后虚弱、产后血虚、脾虚水肿。

适用人群

一般人群均可食用，产后或病后体虚人群效果显著。有阴虚火旺、多汗、月经过多、气弱者不宜食用。

备注

黄花倒水莲为特色壮药材，在广西有着悠久的使用历史，又称"一身保暖"，具有补虚健脾、散瘀通络之功效，对腰膝酸痛、跌打损伤、肝炎、月经不调等有显著疗效。鸡肉能健脾养脾、养胃健胃、养肾补肾、补阳壮阳、养肝护肝、补气补血；配伍黄花倒水莲，鸡肉补益之功效更高，适宜久病、瘦弱之人用来补身，尤其是畏寒风重、虚不受补者。

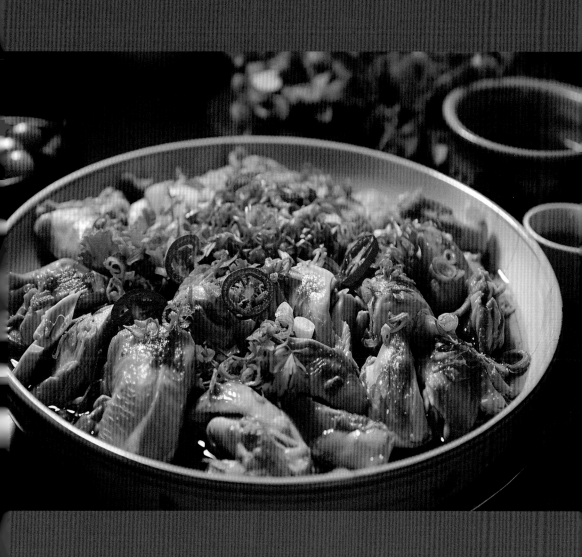

蒸蒸日膳

原料

猪肉500g、新鲜淮山药250g、党参5g、百合5g、枸杞子5g。

制作方法

猪肉洗净剁碎，淮山药削皮洗净剁碎；猪肉淮山药拌匀后加入适量姜末、酱油、白酒、生粉、盐，拌匀后腌制30分钟；将肉糜平铺于盘中，党参置于肉糜中间，百合、枸杞子平铺于肉糜上面；水开后放入蒸30分钟，出锅撒上葱花即可。

功效

补中益气，健脾益胃。

适用人群

脾胃虚弱、易疲劳等人群，或日常膳食均可。

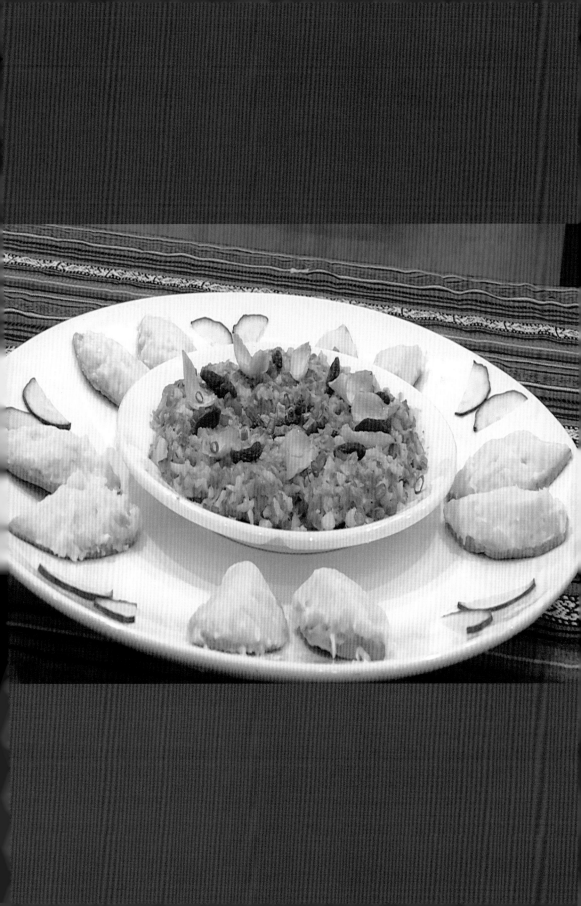

壮味东坡炖

原料

五花肉1000g、生姜100g、麦芽糖3g、肉桂8g、八角茴香3g、胡椒9g。

制作方法

五花肉整块入锅煮熟，捞起切成小块；肉桂、八角茴香、胡椒及生姜洗净备用；麦芽糖少许加水融化，放入锅中炒出糖色后，加水烧开备用；五花肉入锅炒出香味，加入麦芽糖炒出来的糖色水，用纱布包好药材放入锅中炖煮约1小时；五花肉出锅摆盘，收汁浓稠后浇入五花肉中。

功效

理气和胃，温中补虚，气血双养。

适用人群

老少皆宜。

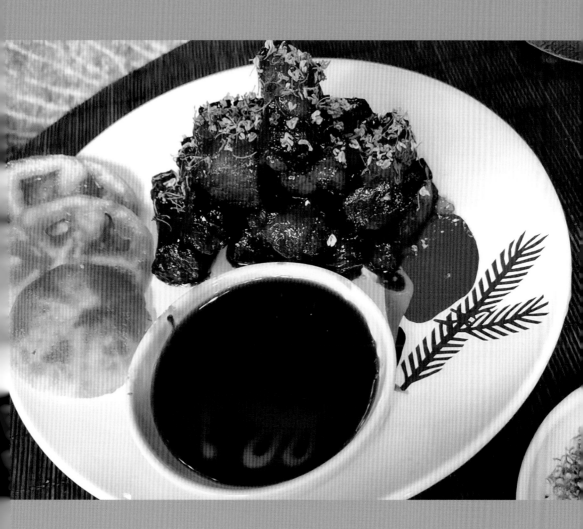

山楂百香果排骨

排骨500g、百香果6个、姜适量、山楂9g、八角茴香6g。

制作方法

1. 排骨冷水下焯水，（若不想焯水，也可以清水浸泡15 ~ 30分钟，多次换水，以去除血水）将焯好水的排骨捞出，清水洗净控水后备用。
2. 切开百香果，将百香果囊刮出置于碗中备用。
3. 山楂洗净后用水浸泡30分钟。
4. 在锅中倒入适量油，炒排骨，将排骨煸香，炒至金黄，加入炮制好的山楂水，继续翻炒，加入适量食盐，加入姜片和八角茴香以及大块葱白，继续翻炒，加入百香果汁，大火翻炒，加入山楂干，大火收汁，盛出装盘即可。

功效

增加食欲、促进消化、增强免疫力。

适用人群

老少皆宜，特别适合产后血虚和身体虚弱的人群食用。

备注

山楂味酸甘，具有消食化积的功效，百香果酸甜多汁具有清肺润燥、镇痛、安神的功效，有助于增强免疫力和促进消化；本药膳融合了酸甜的山楂和有鲜果香气的百香果，搭配上嫩滑的排骨，口感丰富又有层次感，特别适合夏季食用，可增加食欲、促进消化、增强免疫力。

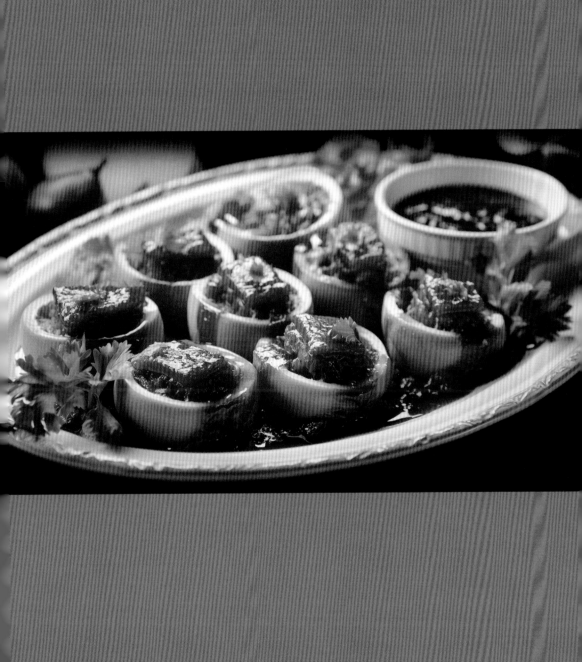

川芎红枣炒排骨

排骨500g、调味品若干、川芎10g、桂圆25g、花椒5g、八角茴香10g。

制作方法

1. 排骨冷水下焯水，（若不想焯水，也可以清水浸泡15～30分钟，多次换水，以去除血水）将焯好水的排骨捞出，清水洗净控水后备用。

2. 热锅加入适量食用油，加入姜片和葱段煸炒出香味；将焯水后的排骨放入锅中，煸炒至外表微黄；加入料酒炒匀，使排骨更加鲜嫩。放入川芎、桂圆等药材，加入适量盐、生抽和老抽调味，炒出香味，加入适量白开水。将火调至中小火，盖上锅盖，慢炖约30分钟，直到排骨变得酥烂、汤汁浓稠。

3. 汤汁收浓后，翻炒几下使排骨均匀上色，即可出锅装盘，撒上一些切碎的葱花点缀即可。

功效

安神养血、活血止痛；行气解郁、健脾利湿。

适用人群

适用于瘀血痹阻证，症状有长期失眠，烦躁不安，难以入睡，甚至无法入睡，夜多梦易惊醒，舌唇紫暗，舌下静脉曲张，脉涩或弦紧等人群。但是，有阴虚火旺、多汗、月经过多、气弱者不宜食用。

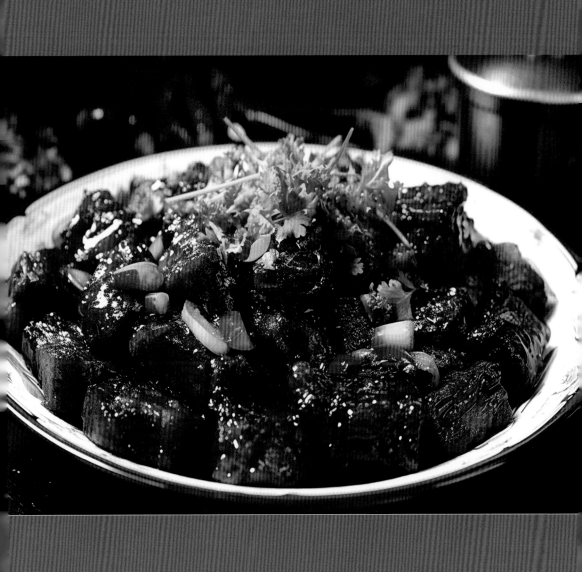

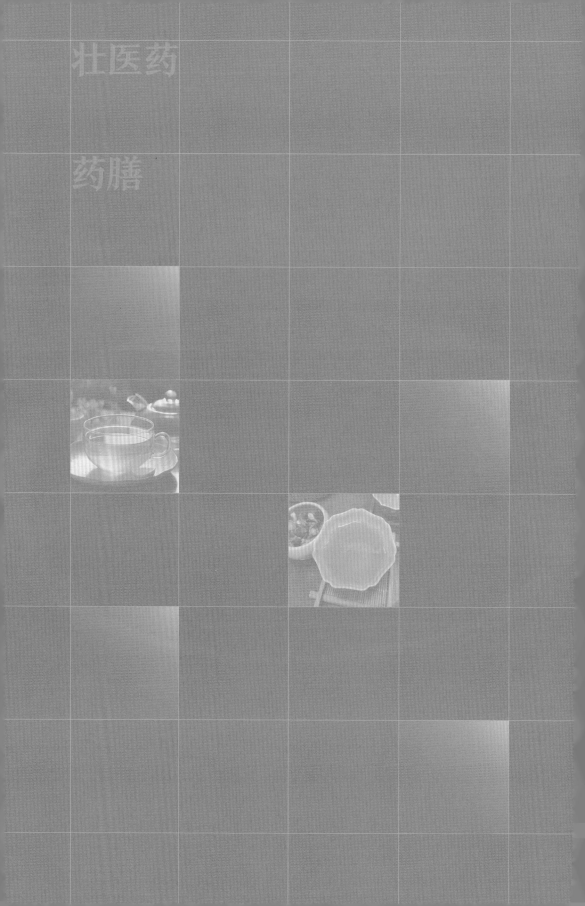

第五章

药茶饮

金葫降酸茶

原料

葫芦茶50g、金银花30g、车前草30g、绵萆薢30g、土牛膝20g、罗汉果10g。

制作方法

将葫芦茶、金银花、车前草、绵萆薢、土牛膝、罗汉果舂成小米粒样碎，装至清洁无纺布袋，扎紧袋口，放入养生壶，加水1000ml浸泡半小时，打开电源武火煮沸，后调文火继续煮半小时即可当茶饮。

功效

除湿毒，清热毒，调水道，也有排尿酸、降脂、延年益寿等保健功效，通龙路、火路之气机。

适用人群

痛风以及高脂血症人群。

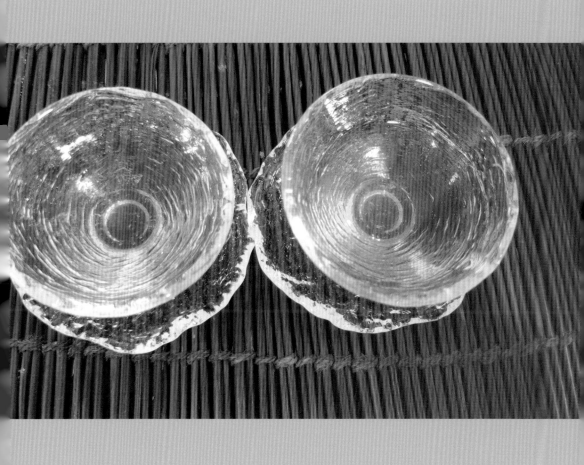

竹茹饮

原料

竹茹30g，乌梅6g，甘草3g。

制作方法

将竹茹、乌梅、甘草三味中药材清洗干净，倒入煮锅中。将适量水倒入煮锅中，浸泡1小时。大火煮沸后，转小火煎煮30分钟，让药材的有效成分充分溶解到水中。关火后，将煎煮后的汤液滤出，去除固体药渣，留下药汁。将药汁倒入杯中，待稍凉后，即可饮用。日常当茶水饮用即可。

功效

清胃止呕，生津止渴。

适用人群

一般人群均可饮用。特别适用于胃热呕吐、暑热烦渴者。

备注

此药膳方来源于《圣济总录》。

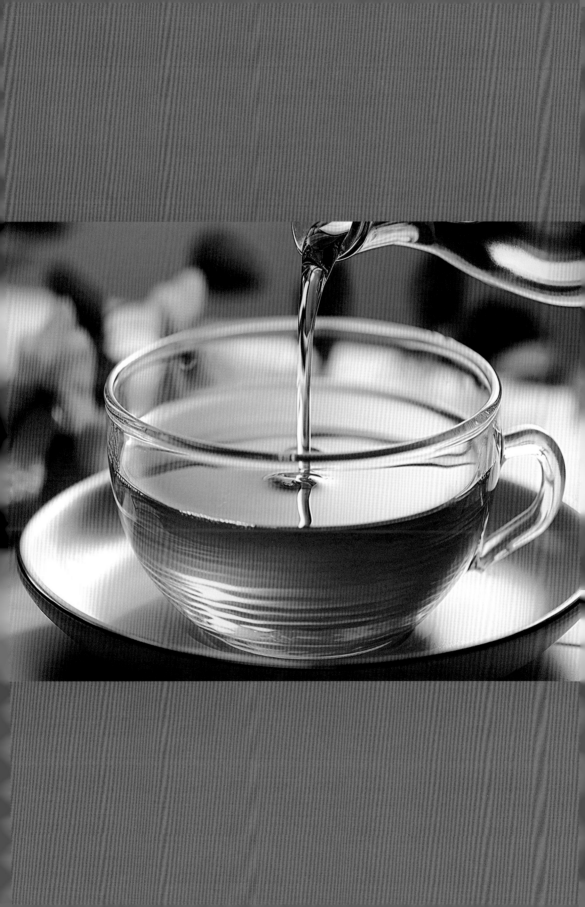

润滋宁心茶

原料

西洋参9g、黄芪6、玫瑰花10g，百合10g。

制作方法

用清水洗净药材后，百合、黄芪先煮15分钟，再放入西洋参煮5分钟，最后加入玫瑰花，再煮10分钟即可。

功效

滋阴养血，宁心安神。

适用人群

适用于阴虚火旺、热病气阴两伤、烦倦口渴、气阴亏虚的人群。畏寒、腹痛、腹泻、四肢冷、脾阳虚者禁用。

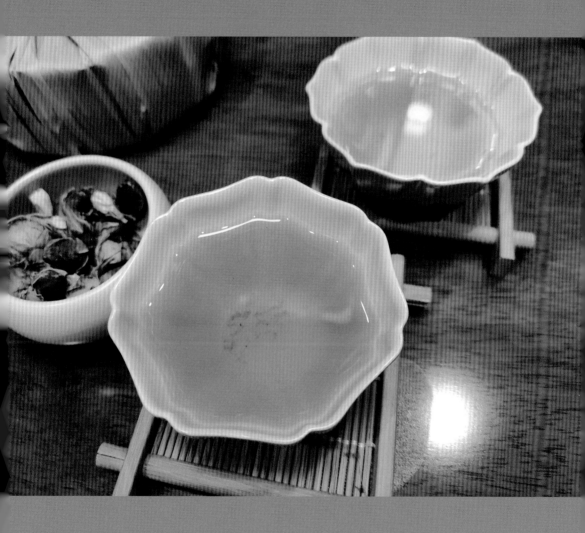

天年益寿茶

原料

肿节风花、肿节风叶。

制作方法

采摘肿节风新鲜叶子洗净，晾干，小火炒制成茶叶；采摘新鲜肿节风花蒸汽杀青30秒后，50 ～ 60℃烘干即可；取适量炮制好的肿节风花、叶放入装有烧开水的茶壶中煮3 ～ 4分钟即可。

功效

暖脾开胃，化湿利咽，久服延年益寿。

适用人群

老少皆宜。

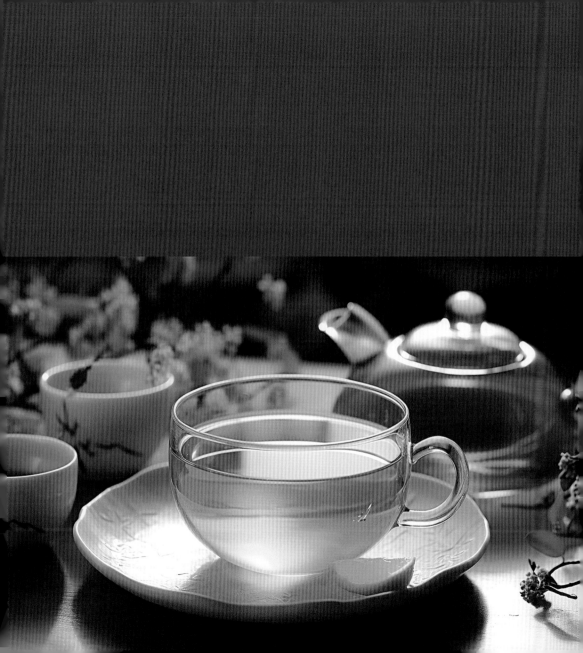

金花紫苏防感茶饮

原料

金花茶叶5g，紫苏5g，白扁豆花6g，生姜2片，薄荷3g，青果6g，桔梗6g，化橘红5g，罗汉果5g（或甘草3g，或红糖、冰糖、蜂蜜适量）。

制作方法

将各药材用清水清洗干净，将青果打烂，加入锅中，然后加入500毫升清水，煮沸10分钟，即可饮用。可以反复煮2～3次。

功效

疏散风邪，利咽避瘟。

适宜人群

普通人群均可饮用。

备注

平素气虚乏力者，可加人参6g；无血糖异常者，可用红糖、冰糖或蜂蜜；喜欢喝茶者，可加六堡茶3g；无紫苏可换罗勒6g。

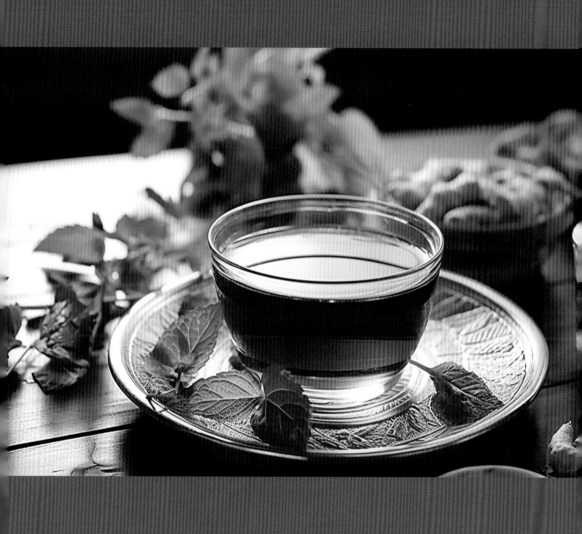

鲜竹失眠茶饮

原料

鲜竹叶30g，灯心草5g，麦冬5g，五味子10g、枸杞子10g。

制作方法

鲜竹叶洗净，其它各药一起用清水清洗一下，加入锅中，然后加500毫升清水，煮沸10分钟，即可饮用。可以反复煮2～3次，当茶饮。

功效

补肾安神，滋阴清热，补益养生。

备注

能否饮用及剂量大小应根据具体情况和个体差异而定。在使用前最好咨询中医专家以获取有针对性的饮用建议。

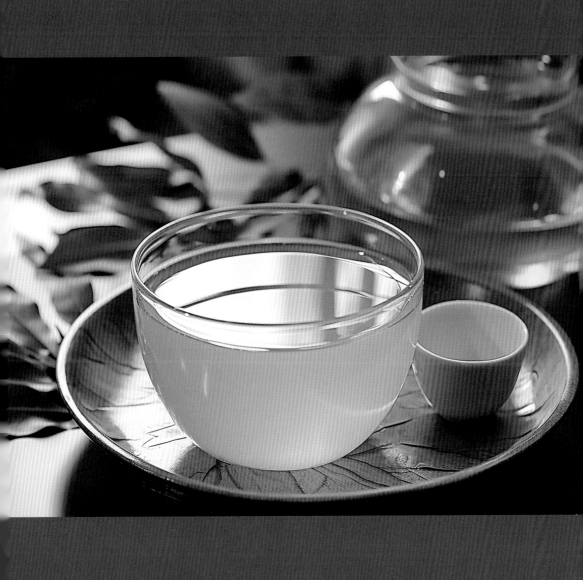

太子参乌梅饮

原料

太子参15g、乌梅15g、甘草6g、冰糖适量。

制作方法

药材洗净，加入锅中，然后加500毫升清水，煮沸15~20分钟，即可饮用。可以反复煮2~3次，当茶饮。

功效

滋阴健胃，益气生津，补脾益气。

适用人群

适用于夏季伤暑、耗气伤津、口渴多汗的儿童。

备注

也可以用白砂糖代替冰糖；是否使用和剂量大小应根据具体情况和个体差异而定。在使用前最好咨询中医专家以获取有针对性的饮用建议。

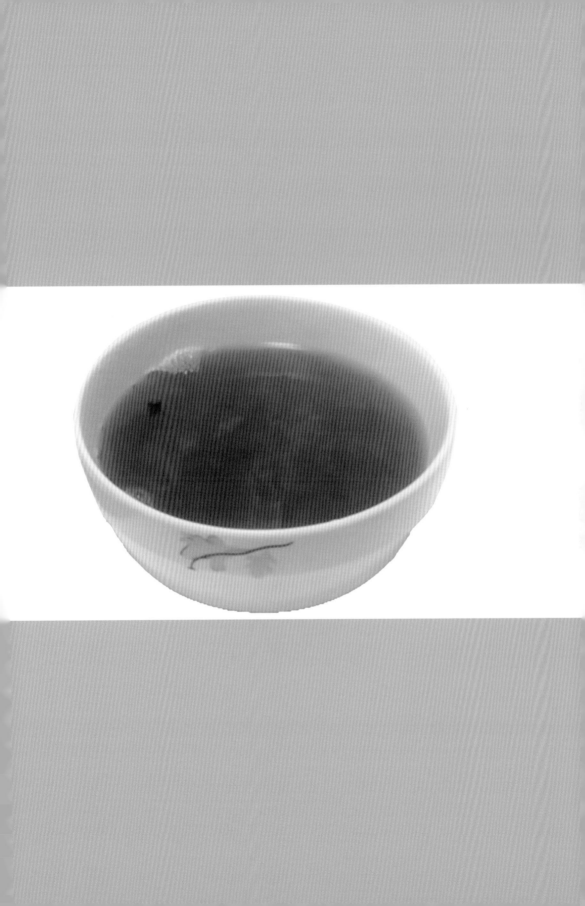

玉竹麦冬百合雪梨茶

原料

麦冬15g、百合10g、雪梨1个、枸杞子6g、玉竹10g、红枣3枚。

制作方法

雪梨去皮去核，切块；将麦冬、百合、枸杞子、玉竹、红枣洗净。放入锅中，加入适量水浸泡15～30分钟，然后大火煮沸，小火再煮15～20分钟，待稍凉后，即可饮用。日常当茶水饮用亦可。

功效

养阴润燥，生津止渴，宁心安神，美容养颜。

适用人群

容易上火的爱美女士。

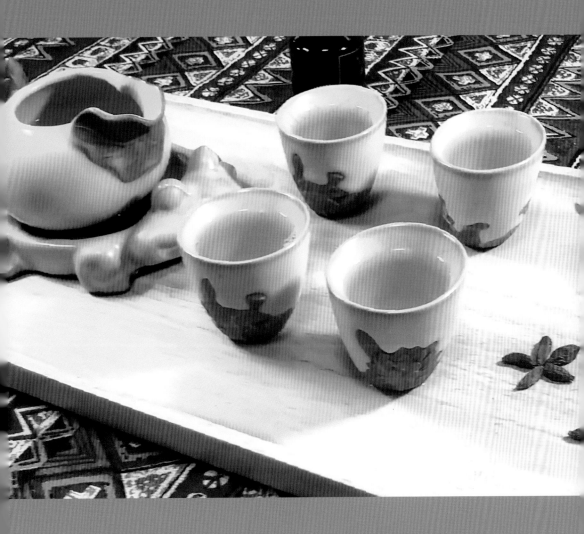

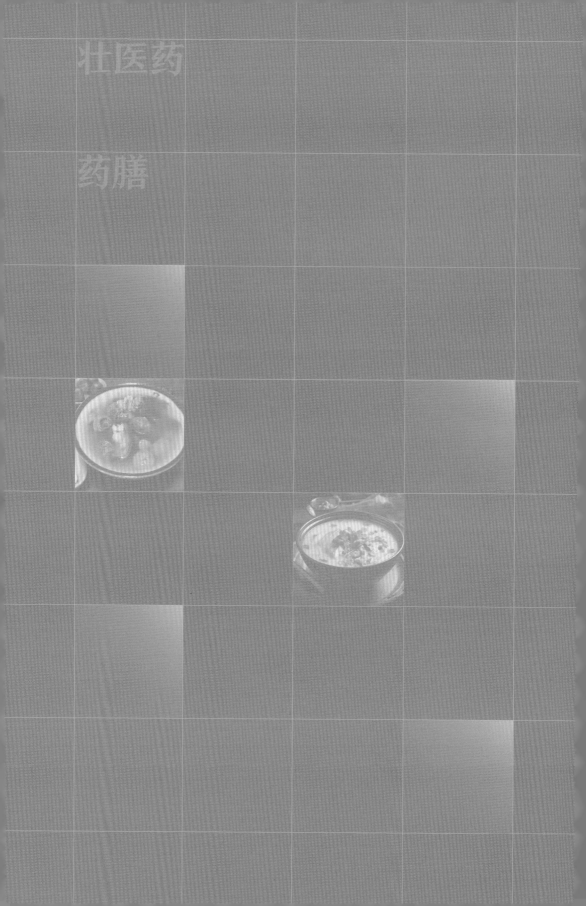

第六章

汤品类

白果肚丝鸡

原料

猪肚1个、土鸡半只、猪骨200g、白果30g、白芷5g、白胡椒粒10g、黄芪10g、枸杞子20g、龙眼肉10g。

制作方法

猪肚用生粉及食用盐清洗，洗净后切丝备用。土鸡、猪骨洗净焯水后备用。加入白胡椒粒将猪肚炒熟后加入开水，放入砂锅中熬煮。将鸡肉、猪骨及药材加入猪肚中熬煮。熬煮半小时后加入食用盐调味。

功效

益气养胃，滋补养身，补充蛋白质。

适用人群

适用于气血虚弱、身体瘦弱者。高脂血症、蛋白质过敏、上火人群不宜服用。

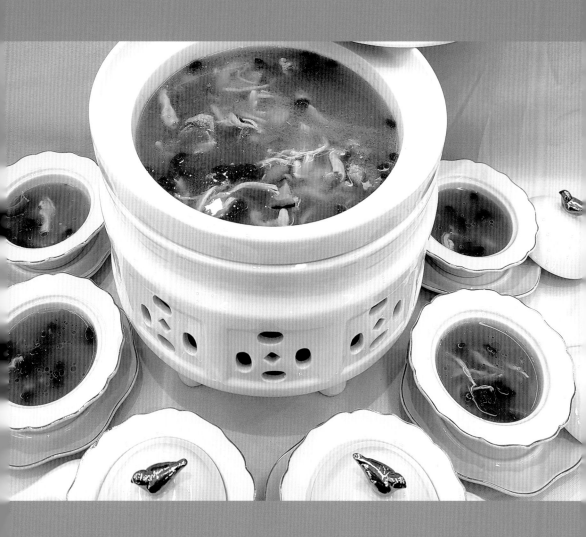

木棉花炖猪脊骨

原料

猪脊骨400g、姜适量、木棉花20g、莲子20g、淡竹叶5g、枸杞子5g。

制作方法

将猪脊骨洗净，焯水，放置砂锅内，加入2L水。往砂锅加入木棉花、莲子、淡竹叶、姜片，熬至莲子软烂，加入枸杞子焖5分钟后加葱、盐即可。

功效

清热祛湿，清心除烦。

适用人群

适用于暑热引起的心火旺盛、心烦失眠者。脾胃虚弱者不宜常用，女性经期和孕期不宜服用。

备注

木棉花，壮药名"华棵民"，木棉花味甘，性凉，具有清热、利湿、解毒之功效。两广民间在夏天常用木棉花煲汤祛湿，莲子、枸杞、淡竹叶与猪脊骨共煮起到清热祛湿、清心除烦之功效。

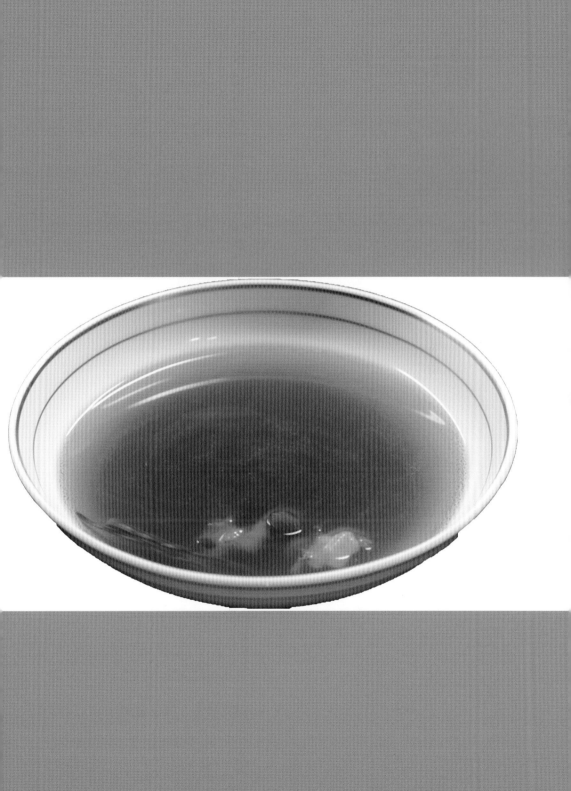

精杞白凤汤

原料

鸽子1000g，精排骨200g、黄精15g、五指毛桃15g、枸杞子15g、大枣10g、山药15g。

制作方法

将老鸽宰杀后，去杂毛和内脏，剁去脚爪，入沸水锅中汆透，捞出砍成骨牌块。精排骨砍成小段，入沸水锅中汆透。将各味药材洗净，温水浸泡15分钟，装入纱布袋，做成药包。将老鸽、精排骨、药包放入砂锅中，加满水，大火煮沸，转文火慢煮1小时。加入食盐调味即成。

功效

滋阴补肾，健脾润肺

适用人群

适用于老年体弱、病后体虚者。本品性质滋腻，故痰湿咳嗽、舌苔厚腻者不宜服用。

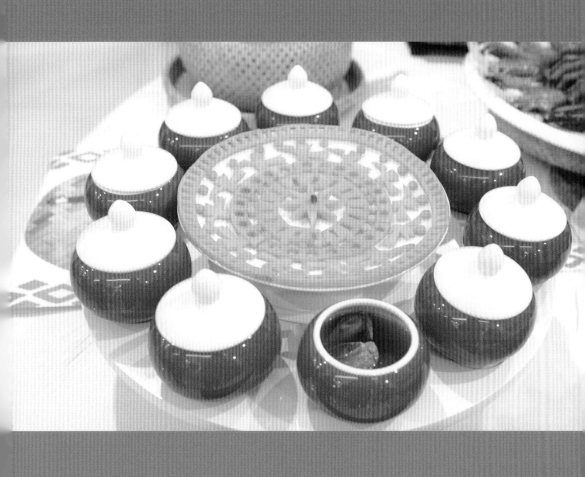

桃归顺怀汤

鲫鱼1000g，姜15g，丝瓜200g，姜、胡椒、料酒适量，五指毛桃30g，当归15g，枸杞子10g。

制作方法

鲫鱼去鳞、去内脏、洗净备用。姜切片，葱切段备用。

热锅凉油，放入姜片爆香。放入清洗干净的鲫鱼，煎至两面微黄。

倒入适量的料酒，倒入开水，将备好的丝瓜、当归、五指毛桃、枸杞子和姜放置砂锅中熬制。大火烧开后撇去浮沫，转小火，加入葱段、盐和胡椒，焖煮20分钟左右即可。

功效

养气血，健脾补肺，丰乳汁，润肠通便。

适用人群

此药膳汤清淡鲜美，特别适用于产妇食用。

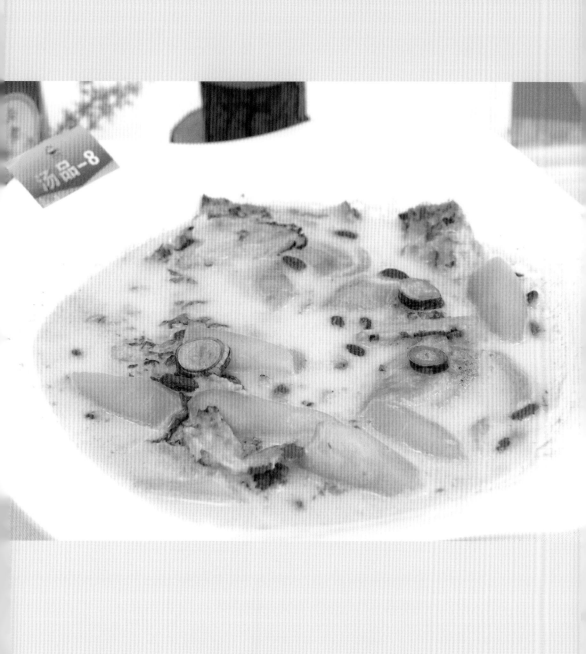

白芷胡椒乌鳢汤

原料

乌塘鳢（或乌鱼）500g、猪瘦肉100g、生姜适量，白芷12g，胡椒6g。

制作方法

将乌塘鳢洗净，除去内脏，切块；猪瘦肉洗净切成肉片；将白芷、胡椒放入料包中，扎紧；加油热锅后，将鱼肉、猪肉入锅略煎三分钟，然后加入沸水适量，再加入料包，盖严，大火煮沸后改慢火炖20分钟即可，饮汤食肉。

功效

健脾暖胃，补肾滋阴，益气养血。

适用人群

普通人群均可食用。

备注

对河鲜、海鲜过敏者可改用乌鸡或土鸭；不食猪肉者，可改用乌鸡或土鸭；没有乌塘鳢或乌鱼者，可改用胖头鱼鱼头。

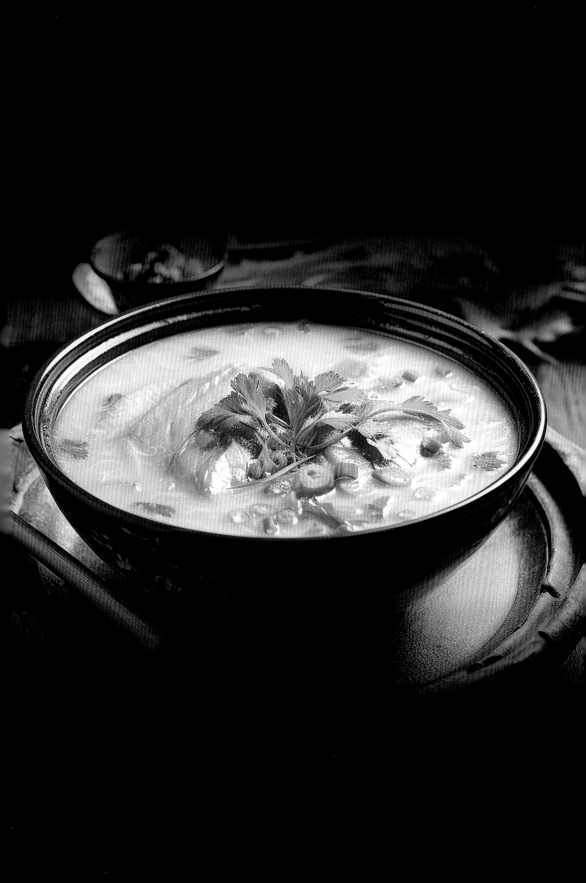

桃鸭戏水莲

原料

鸭肉1000g，沙骨300g，冬瓜200g，大冬瓜段（2000g左右），五指毛桃15g，黄花倒水莲10g，茯苓15g，白术10g，甘草2g。

制作方法

将切块的鸭肉，入沸水锅中汆透，捞出备用，冬瓜去囊、种子后洗净带皮切块。整个冬瓜段去囊、种子后，制成冬瓜盅，蒸汽上汽后蒸5～6分钟，备用。将五指毛桃、黄花倒水莲、茯苓、白术、甘草等药材洗净，温水浸泡15分钟，装入纱布袋，做成药包。将鸭肉和药包放入砂锅中，加满水，大火煮沸，转文火慢煮1小时，加入冬瓜块，再文火煮10分钟，加入食盐调味后，将汤和肉转移至冬瓜盅中，摆盘即可。

功效

健脾益气，行气利湿。

适用人群

适用于脾气虚、气短、湿气重者；特别适合燥热的夏天食用。脾胃虚寒所致少食溏便、脘腹疼痛者不宜用；外感未清、恶寒、咳嗽者不宜食用。

备注

黄花倒水莲味甘，性平，有滋补肝肾、养血调经、健脾利湿的功效；五指毛桃，味甘，性平，有健脾益气、行气利湿的功效；这两味药材为广

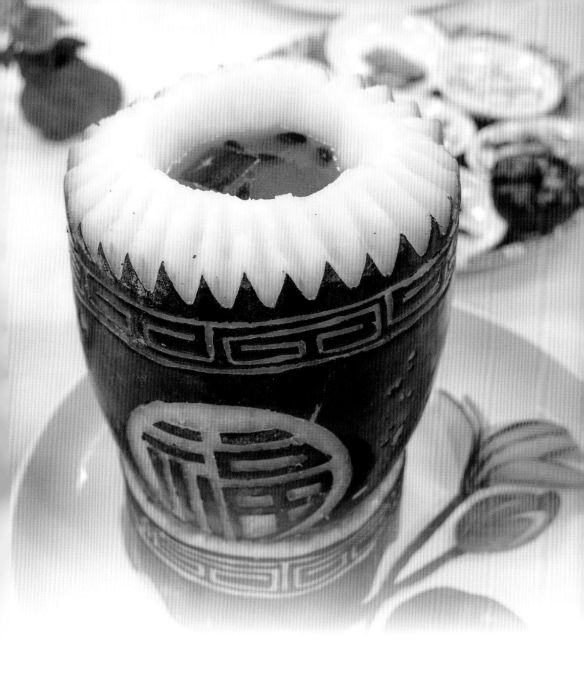

西常用的益气健脾药，有调气道、谷道之功。民间有"大暑老鸭盛补药"的说法，夏季食鸭既能滋补又能除暑热，民间视其为滋补妙品。冬瓜味甘，有清热解毒、利水消肿的功效，属常用药食同源之品。冬瓜与鸭肉一起煲汤，口感清新不油腻，既清暑热，又滋补。此药膳药借食味、食助药性，补而不燥，是脾胃气虚之人的滋补良方。

竹筒粉葛鲫鱼汤

原料

鲫鱼一条（约400g）、猪瘦肉100g、小葱适量、姜20g、米酒10g、粉葛50g、红枣10g。

制作方法

鲫鱼除去内脏后洗净，用加入姜、米酒、小葱的水泡10分钟左右，去腥；用厨房纸搽去表面水分后，热锅冷油下锅煎至两面金黄，备用；将粉葛、红枣洗净后用温水浸泡10～20分钟，备用；将煎好的鲫鱼及猪瘦肉放入竹筒，加入浸泡好的粉葛、红枣及适量开水，小火煮半小时；加入生姜片3～4片，继续煮5分钟，加盐与葱花调味后即可。

功效

健脾祛湿，补虚损强身体。

适用人群

一般人群均适宜。

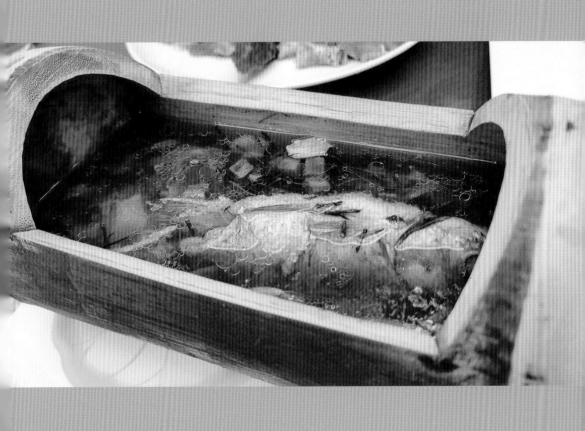

五虎生威健脾祛湿汤

原料

筒骨1000g、排骨250g、牛大力15g、茯苓10g、淮山药10g、芡实9g、莲子10g。

制作方法

将筒骨、排骨冷水下锅焯水后，放入砂锅；再加入牛大力、茯苓、淮山药、芡实、莲子、适量水，大火烧开后炖煮60分钟，出锅前5分钟加入2～3片生姜、适量盐调味即可。

功效

调气，解毒，补虚，健脾祛湿，通谷道。

适用人群

适用于脾胃虚弱人群，也可作为日常膳食。

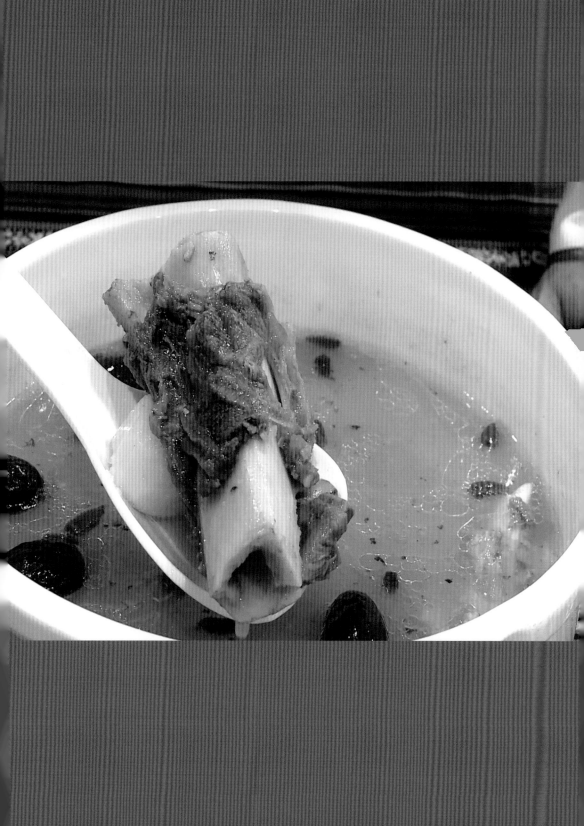

玉竹沙参炖老鸭

原料

老鸭1500g、姜适量、盐适量、玉竹10g、沙参10g。

制作方法

将食材、药材洗干净备用，老鸭剁成块放入锅中，锅中加冷水、姜片、米酒，焯水去浮沫，将焯水后的鸭块放入汤锅中，加入玉竹、沙参，大火烧开后炖煮40～60分钟，出锅前5分钟加入2～3片生姜、适量盐调味即可。

功效

养阴清肺，益胃生津，滋阴润燥，清热止渴。

适用人群

适用于久病体虚或平素体质虚弱（有口干舌燥、阴虚内热、食欲缺乏、大便干结等表现）者。

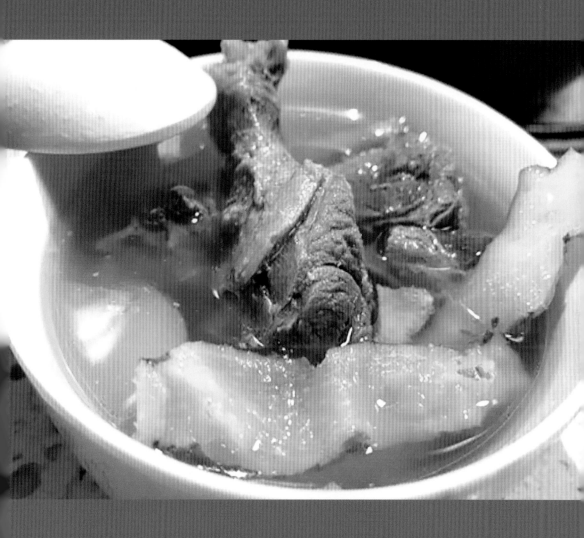

壮味五神汤

原料

牛肉500g、生姜20g、鸡骨草8g、雷公根50g、铁棍山药50g。

制作方法

牛肉打成泥，做成肉丸备用。铁棍山药去皮、切段备用。鸡骨草、雷公根、生姜洗净后，浸泡15～30分钟，煎煮30分钟，过滤，药汤液备用。将药汤200～300ml加入炖盅、放入牛肉丸、铁棍山药段，1～2片生姜，调味，隔水蒸煮30～40分钟，待牛肉将熟时放入少许洗净后的雷公根，继续蒸煮约2分钟后即可。

功效

清热解毒，利湿解暑。

适用人群

老少皆宜，脾胃虚弱者少食。

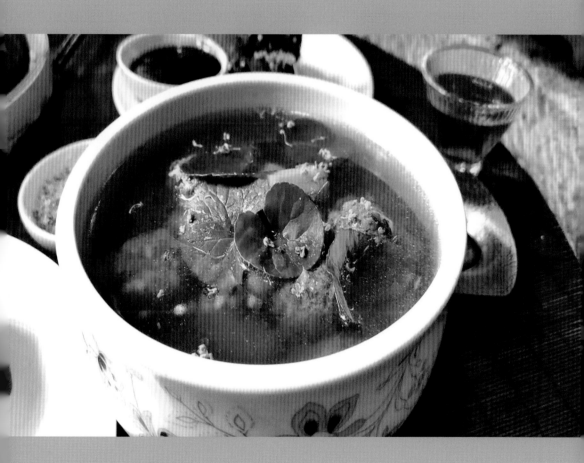

花蚝悦颜汤

原料

生蚝5个、花胶3个、排骨200g、生姜30g、生牡蛎粉8g、龙眼肉15g、砂仁8g、炙甘草6g、枸杞6g。

制作方法

花胶泡水备用，排骨、生蚝洗净备用；生姜切块；药材洗净装入纱布袋泡水备用；排骨、花胶入锅加水煮，去除血沫；放入药材，煮开约1小时；调味，放入生蚝煮至生蚝刚断生时出锅。

功效

补肝脾肾，滋阴助寐，美容养颜。

适用人群

适用于失眠多梦、神经衰弱者。

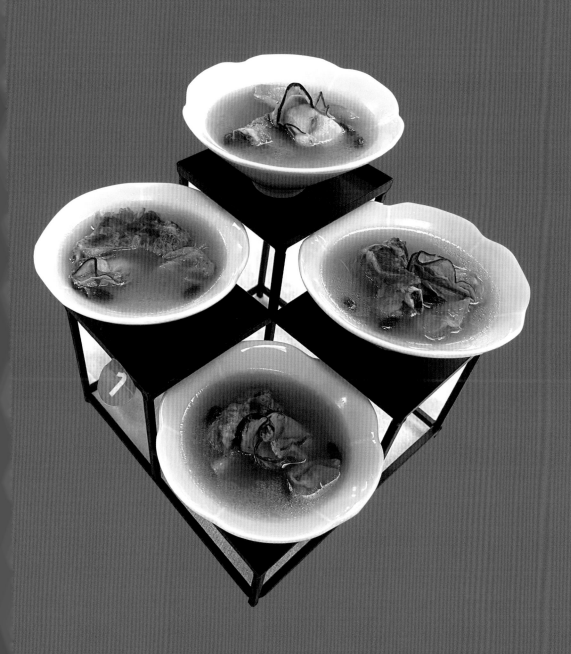

助儿生长汤

原料

排骨500g、枸杞子9g、茯苓9g、新鲜山药100g、莲子10g、芡实9g、太子参6g、生姜适量。

制作方法

药材洗净浸泡30分钟，备用；排骨冲洗干净，焯水后冲洗干净，放入砂锅中，加入上述药材，加水适量，大火烧开，去浮沫，小火慢炖40～60分钟，加生姜3片，加入盐调味即可。

功效

健脾祛湿，清热养胃。

适用人群

食欲缺乏、消瘦的儿童。

备注

此汤又名四神汤，四神汤是中医著名的健脾食疗方，其中"四神"是指茯苓、怀山药、莲子和芡实（或薏仁），全方共奏健脾、养颜、降燥之功。

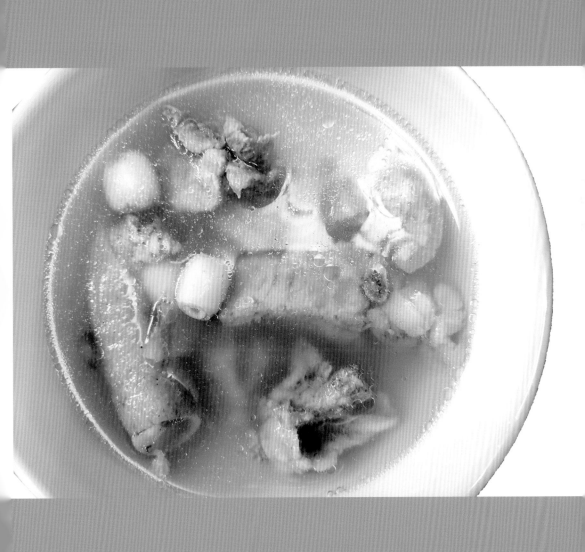

双子羊肉汤

原料

羊肉500g、菠萝肉两瓣、板栗肉100g、枸杞子15g、生姜等调味品若干。

制作方法

将羊肉洗净后冷水下锅，加入生姜、酒焯水，去除血水后，洗净放入砂锅中，将板栗肉、菠萝肉放入砂锅内，加水没过羊肉，大火煮开后撇去浮沫，10分钟后，将羊肉放到炭火炉上慢炖1小时，加入枸杞子继续熬煮5～10分钟。若没有炭火炉，可用其他炉灶小火炖1小时即可。

功效

滋补肾气，静心安神。

适用人群

本膳适用于有入睡困难、做梦多、心悸、耳鸣、气短少气、神疲自汗、四肢发凉、腰膝酸软、大便溏稀等症状的心肾阴阳两虚的人群。有外邪、湿热、脾虚、泄泻者禁用。

备注

枸杞子最后加入，是因为枸杞子煮久，会有酸涩味，影响汤的口感。用板栗、枸杞子炖羊肉，汤味鲜香，适合在寒冷天食用。

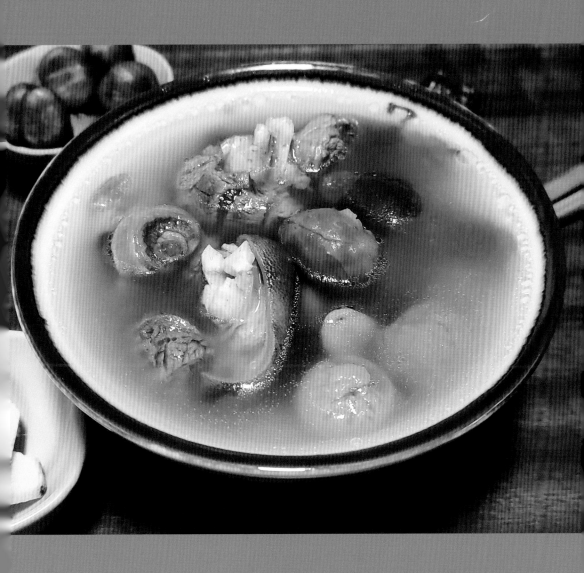

鲍鱼萝卜药膳汤

原料

鲍鱼10个、白萝卜半个、玉竹9g、百合9g、枸杞子6g、莲子10g、南瓜200g。

制作方法

1. 切好的白萝卜和鲍鱼放入锅中，加入洗净的玉竹、百合、枸杞子、莲子，加入适量水，炖煮30分钟左右。
2. 南瓜去皮，切小块，加适量水熬煮，熬成糊状即可。
3. 白萝卜和鲍鱼炖煮好后用勺子轻轻搅拌，将鲍鱼和萝卜捞出装盘，淋上熬好的南瓜汁即可。

功效

滋阴润燥，止渴生津，通利经络，畅气血，补五脏不足。

适用人群

年老体弱者。

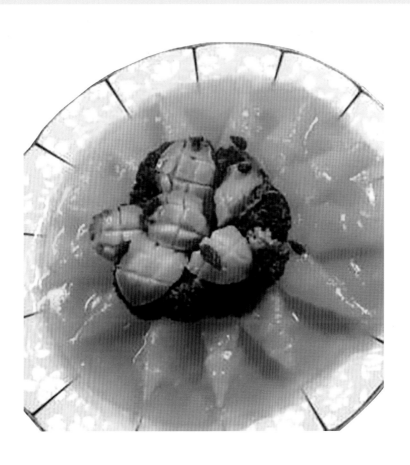

田七当归炖乌鸡

原料

乌鸡一只、姜适量、桂圆6g、红枣2枚、枸杞子9g、当归6g、田七粉9g。

制作方法

乌鸡切块，下入冷水锅中进行焯水，将焯好的乌鸡放入炖锅，依次加入当归、桂圆、红枣、枸杞子、姜片以及田七粉，倒入适量清水，加盖，炖煮一个半小时后，加入适量食盐即可。

功效

益气养血，活血化瘀。

适用人群

本药膳具有滋补养颜的功效，特别适合女性食用。

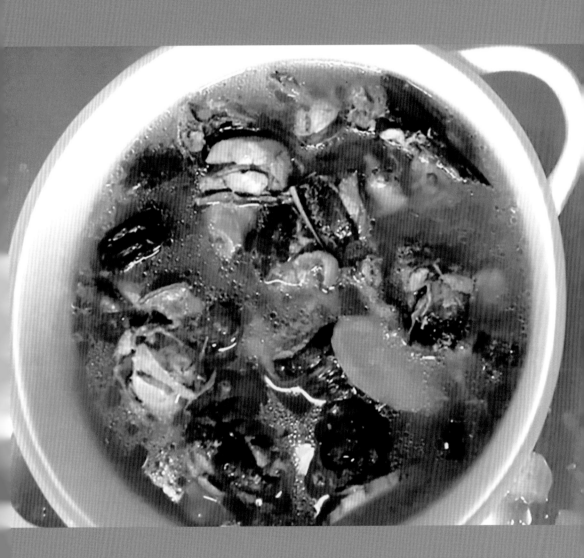

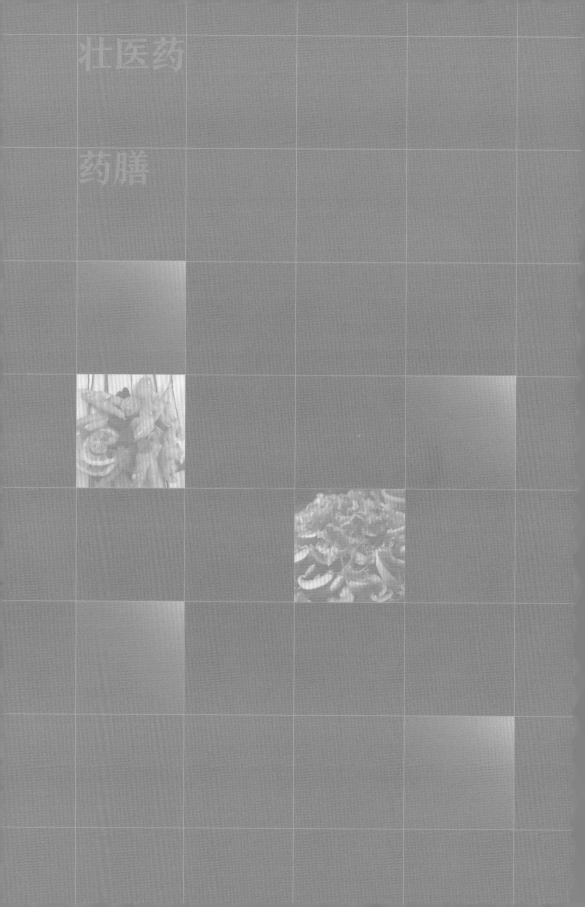

壮医药

药膳

第七章

凉菜类

展翅高飞

土鸡1只、生姜片20g、干虫草花30g、五指毛桃20g、红枣20g、龙眼肉20g、黄芪10g。

制作方法

先把五指毛桃、红枣、龙眼肉、黄芪清洗后泡水半小时，土鸡洗净，去脖子及鸡爪，用厨房纸擦干。虫草花小火炒出味道，出锅打成粉末，过筛，加8g食用盐搅拌均匀后涂抹于土鸡全身。将泡水后的药材塞入土鸡肚子，将浸泡药材的药水和清水加入蒸锅，隔水蒸鸡半小时，出锅，砍鸡，摆盘，淋药膳汁。

功效

健脾益胃，养润肺腑，益气养血。

适用人群

适用于贫血患者、气血不足者。内热者、上火便秘者不宜服用。

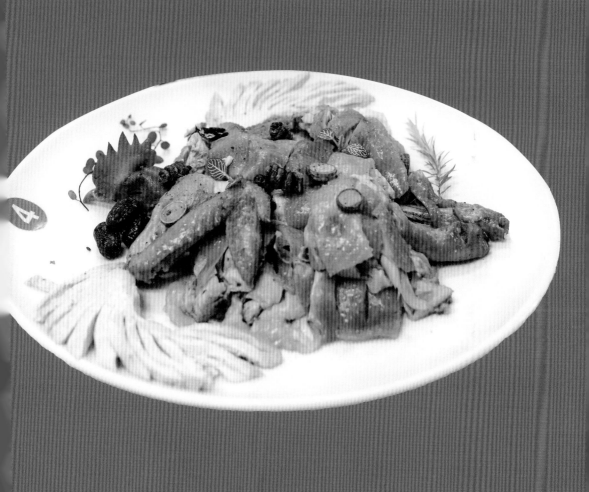

八味益补卤

原料

鹅掌1000g、鹅翅1000g、罗汉果20g、肉桂10g、八角茴香1g、花椒10g、丁香3g、小茴香10g、当归10g、白芷10g。

制作方法

将八角茴香、罗汉果、肉桂等药材清洗后用热水浸泡10分钟备用；将鹅掌、鹅翅拔除碎毛，洗净后焯水；起锅烧油，将姜片、蒜、花椒爆香后放入清水及药材，将所有药材放至砂锅内煮10分钟；将鹅翅及鹅掌放至药材锅内，调味，卤煮1小时；出锅，摆盘。

功效

润肺，补血，祛寒。

适用人群

适用于身体虚弱、气血不足、气管炎及脑力劳动者。不宜与鸡蛋同食，腮腺炎、皮肤瘙痒、过敏体质者不宜食用。

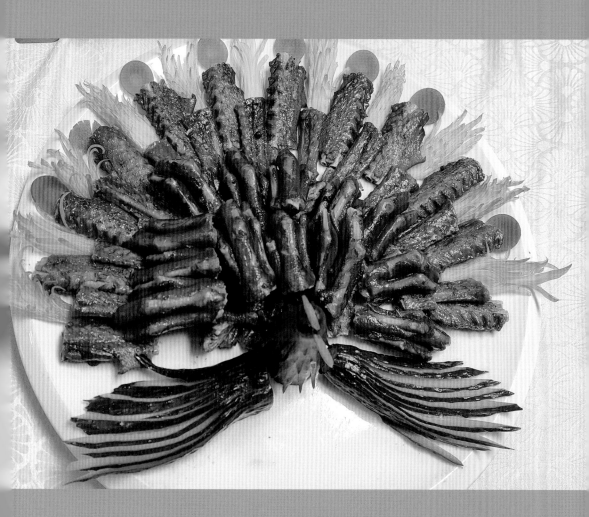

芝麻拌秀珍菇

原料

青红辣椒10g、葱10g、姜10g、秀珍菇250g、芝麻20g、蒜10g、白糖5g。

制作方法

1. 将秀珍菇撕成手指大小的长条，放大盘中，加入10g盐和适量清水，用手搅拌几下把盐化开，然后浸泡5分钟。泡好后再用流动的清水冲洗两遍，把表面的盐分和杂质冲洗干净，最后控水备用。
2. 水烧开，加入白糖，接着把秀珍菇倒入锅内，焯水，锅内的水再次沸腾后再煮60秒即可出锅，倒入准备好的凉白开中过冷，等秀珍菇完全冷却后再用手轻轻地把水分挤干备用。
3. 将青红椒切丝，葱、姜、蒜切好备用。
4. 将秀珍菇放入碗中，撒上青红椒丝、葱、姜、蒜和芝麻。
5. 倒入适量的芝麻油、盐和酱油。拌匀即可食用。

功效

滋补身体，安神除烦，减肥。

适用人群

一般人群均可食用，是夏天最适宜的一道菜。脾胃虚弱、过敏者不建议食用。

备注

秀珍菇具有滋补身体、安神除烦、排毒通便的作用，芝麻与芝麻油相配有益脾健胃、润肠通便的功效，蒜具有解毒杀虫、止痢之功效，四药相配共凑滋补身体、安神除烦、减肥之功效。

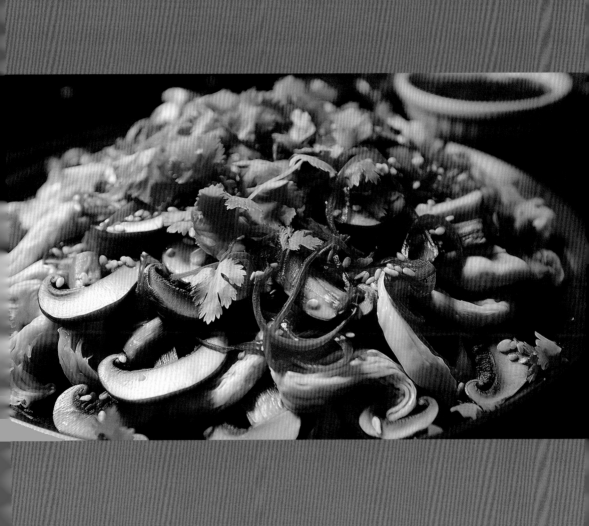

三仙猪肚

原料

猪肚一个、适量酱油、适量白酒、适量冰糖、焦麦芽3g、焦山楂3g、焦神曲3g、肉桂3g、八角茴香3g、广陈皮3g。

制作方法

猪肚洗净，放入焦麦芽、焦山楂、焦神曲、肉桂、八角茴香、广陈皮、适量酱油、适量白酒、适量冰糖，抓拌均匀后腌制30分钟，加入适量的水没过猪肚，卤制60分钟后大火收汁，切片摆盘即可。

功效

健脾开胃，消食补虚。

适用人群

适用于脾胃虚弱、胃纳不佳者。

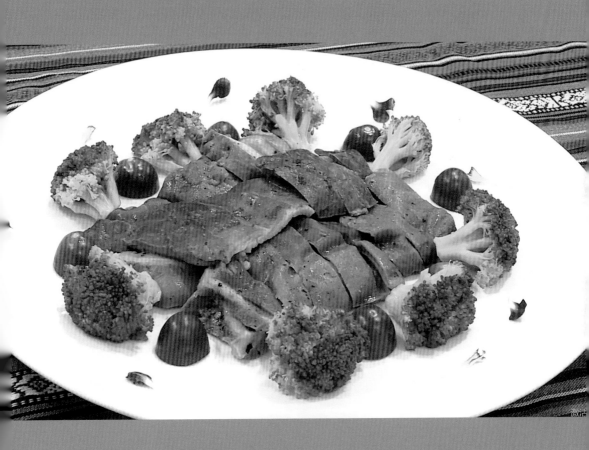

开胃紫苏凤爪

原料

凤爪（鸡爪）500g、青柠檬2个，泡椒10g，小米椒10g，米醋100g，姜、蒜、白糖、生抽、盐适量，紫苏100g，八角茴香10g。

制作方法

将凤爪荡涤洁净，对半切开后冷水下锅，同时加入葱、姜、料酒、八角茴香，武火煮至水开，开锅时撇掉浮沫，后调文火再煮5分钟；将凤爪捞出用凉水清洗干净后立即放入冰水冰镇备用；将泡椒、姜蒜、小米椒、柠檬、紫苏切成小段，拌上米醋、白糖、生抽、盐等调制料汁，后倒入冰镇的凤爪，继续捞拌均匀，最后放置于冰箱冷藏4小时。

功效

凤爪含有丰富的胶原蛋白，可使皮肤富有弹性；紫苏性温，有解表散寒、行气和胃的功效；八角茴香性温，具有温中理气的功效；故本膳具有美容、调节血压、消除水肿等调谷道及通龙路、火路气机之功效。

适用人群

适用于亚健康人群。

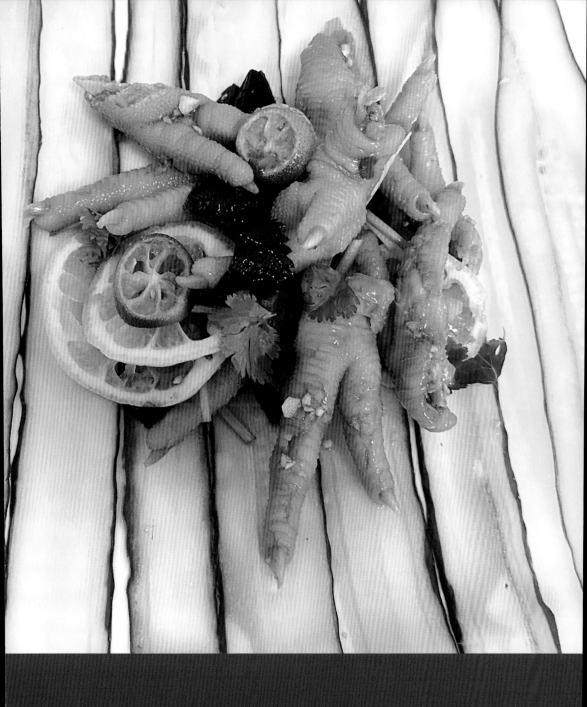

荔枝酿虾

原料

虾仁200g、蛋清一个、淀粉适量、荔枝若干。

制作方法

将荔枝去壳去核备用，将鲜虾仁处理后剁成虾滑，加入蛋清一个、淀粉适量，搅拌均匀后用保鲜袋挤入荔枝肉中，放于蒸盘上，上汽后蒸5 ~ 10分钟，即可。

功效

生津止渴，补益气血，养血安神；保肝、增强机体抵抗力。

适用人群

适合有难以入睡、胆小怕事、心慌不安、多梦、易惊、气短、懒言、自汗、疲乏、面白无华、舌质淡、舌苔薄、舌体胖或有齿痕、脉细弱或弦细表现的属心胆气虚证的人群食用。

备注

荔枝味甘、性平，具有补肝补脾、益肝理气、补血、温中止痛以及补心安神的功效。在制作前可以把荔枝肉泡于淡盐水中一小会儿。

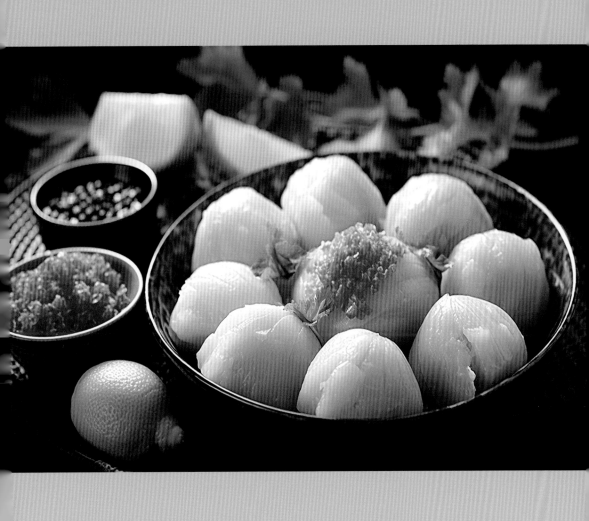

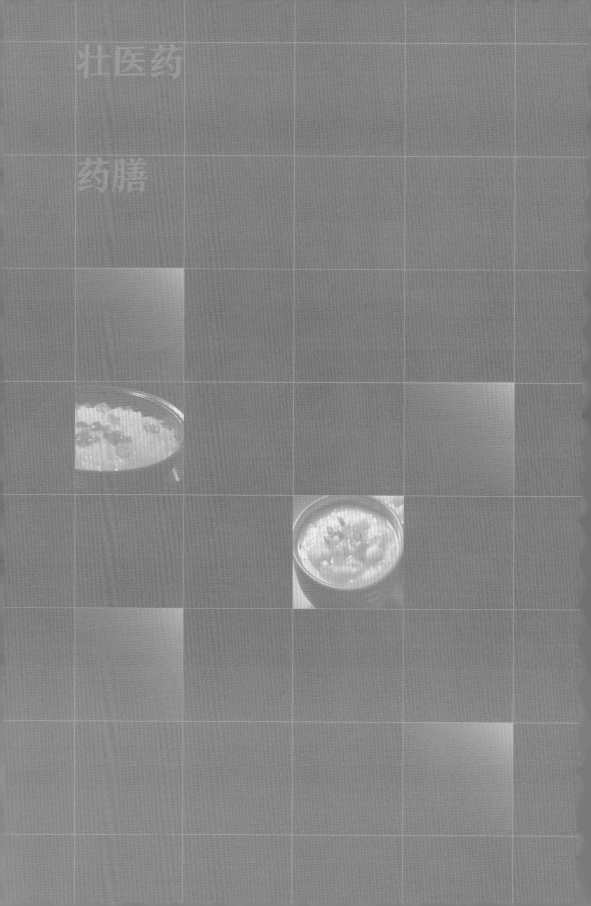

第八章

饭粥

主食类

壮味南瓜烩饭

原料

黑糯米250g、白糯米250g、排骨800g、肉桂8g、八角茴香3g、胡椒9g。

制作方法

将八角茴香、肉桂、胡椒打成粉状，加入洗净后的排骨中，并调味腌制；选择合适大小的南瓜，切开剜净瓜瓤，并在底部戳几个筷子粗细的气孔；南瓜底部放入薄薄一层泡水后的白糯米及黑糯米，放入排骨后，将剩下的糯米填入南瓜中，并摆出太极图案（摆其他图案亦可），盖紧盖子，可用牙签固定，放入锅中蒸约2小时，即可。

功效

健脾暖胃，补中益气，强壮筋骨。

适用人群

老少皆宜。

备注

南瓜饭是壮族民间别具风味的主食，壮族人民为了增加米饭的色、香、味，添加其他原料或香料制作而成。南瓜饭还有一种制作方法：将老南瓜切开顶部作盖，挖掉中间的瓜子、瓜瓤，将泡涨洗净的糯米、肉等其他食材等放入瓜中，加适量水拌匀，盖上瓜盖。将南瓜放于灶上，用文火将瓜皮烧到焦黄，再用炭灰烬围在南瓜四周，使之熟透，便可将瓜剖开而食，风味别具一格。

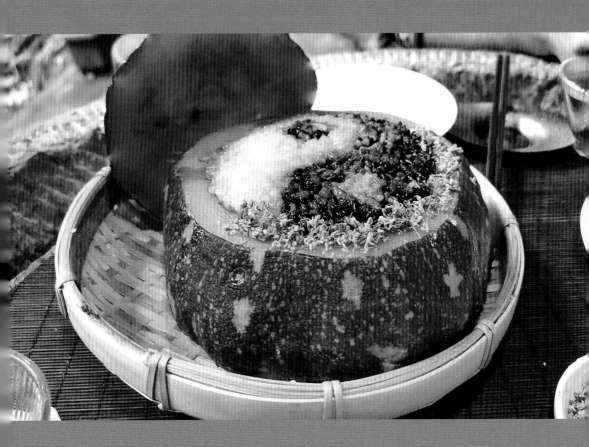

参苓粥

原料

粳米50g、葱白适量、老姜或嫩姜适量、大枣10g，党参10g、茯苓15g。

制作方法

将所有食材清洗干净，将清洗干净的食材放入炖盅再加800毫升的清水，泡20～30分钟，上锅煮30分钟后汤汁变成乳白色，这样的汤汁就可以用来熬粥；将食材捞出，将清洗后的大米放入熬好的汤汁中，炖盅隔水炖煮40分钟，煮好后的粥加入姜丝和盐调味，还可放几颗枸杞子或葡萄干，这样粥就色香味俱全了。

功效

健脾养胃，益气补虚。

适用人群

适用于有倦怠乏力、面色无华、腹胀便溏、纳呆食少等表现的脾胃气虚人群。

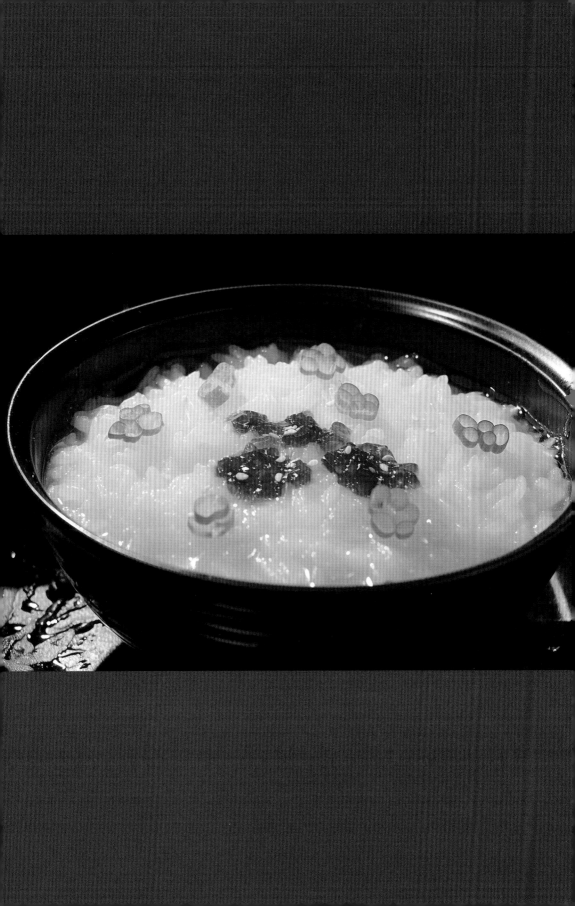

南瓜山药小米粥

原料

小米50g、南瓜150g、新鲜山药150g。

制作方法

山药、南瓜洗净去皮，切成小块备用；小米淘洗后加入山药、南瓜，加入适量水，大火煮沸，小火熬煮40~60分钟，即可。

功效

健脾益肺，开胃消食，补益肾气。

适用人群

夏季食欲缺乏的儿童。

备注

此药膳粥香甜软糯，生津开胃，非常适合夏天儿童和老人食用；可以根据个人口味加入冰糖、牛奶或坚果调味；采用贝贝南瓜口感更佳。

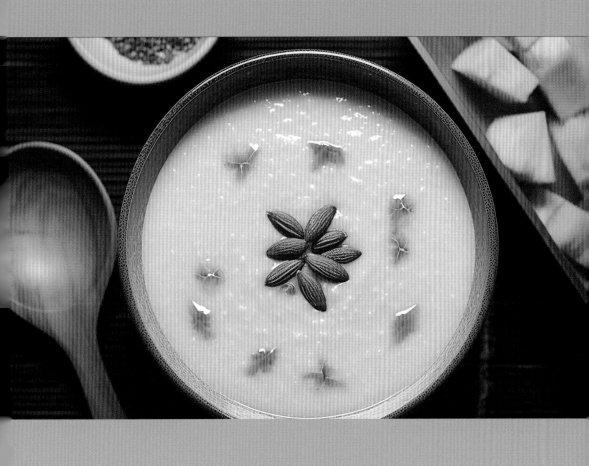

健脾和胃羹

原料

粳米40g、薏苡仁10g、山药10g、芡实6g、茯苓6g、莲子6g。

制作方法

将所有食材、药材洗净后放入破壁机中，加入800ml清水，用米糊模式煮成白糊，倒出；根据个人口味可加入白砂糖或蜂蜜调味。

功效

健脾益气，化湿和胃。

适用人群

适用于腹胀便溏、纳差食少、倦怠乏力、面色少华、体虚汗出、失眠心悸等人群。

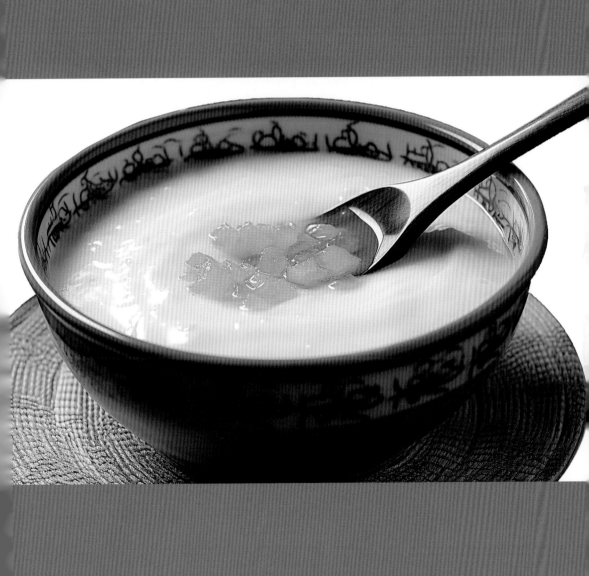

安神酸枣仁粥

原料

粳米100g、酸枣仁15g、枸杞子、核桃适量。

制作方法

核桃炒熟，捣碎，备用。先将酸枣仁捣成细末，过筛，倒入碗中备用；将粳米放入锅中清洗，洗净后放入锅中大火煮开，期间要注意适度的翻搅锅底，以免糊锅，熬煮20分钟后加入酸枣仁细粉，继续熬煮至大米软烂即可，可以根据个人口味加入盐或红糖调味；盛出撒上核桃碎即可。

功效

养心安神，敛汗。

适用人群

适合入睡困难、心悸不安、头晕目眩、咽干口燥、脉弦细、肝血不足、虚热内扰者。有湿邪及泄泻者慎服。

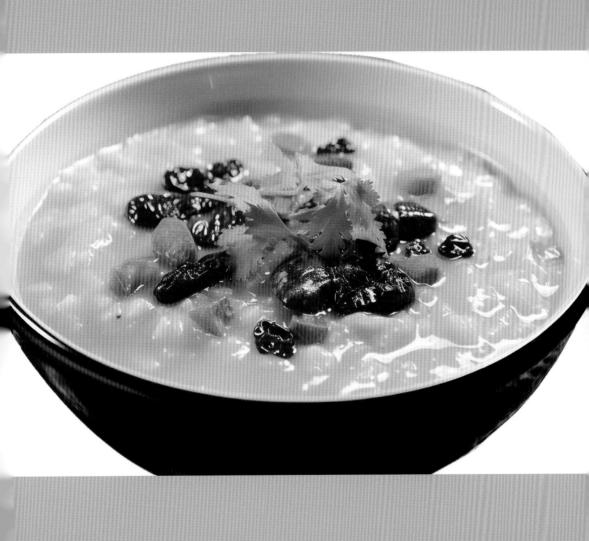

薤白山药肉粥

原料

粳米50g、猪肉50g、小葱白适量、姜适量、山药100g、新鲜薤白20g。

制作方法

山药切小块，姜切片，瘦肉、薤白切丝，小葱切段备用。清水淘洗米，炖煮白粥，白粥炖煮好后，依次加入山药、肉丝、薤白、姜片，继续熬煮，熬好后，加入适量香油、食盐调味，再加入葱花即可。

功效

益气通阳，健脾补气。

适用人群

脾胃虚弱者、老人、儿童均可。

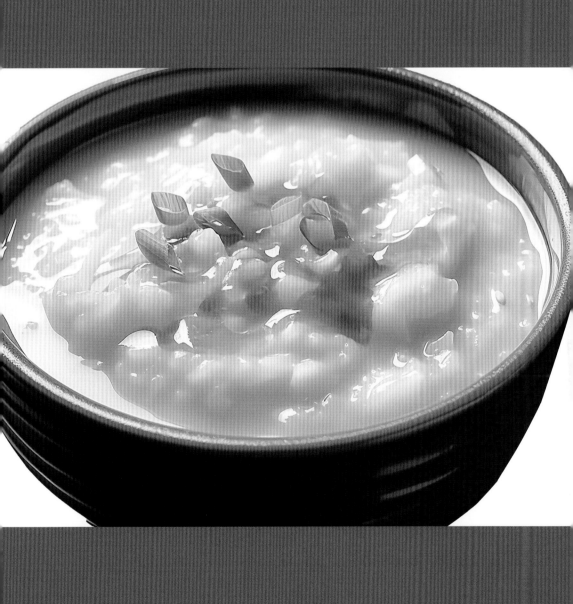

珍珠百莲粥

原料

珍珠糯玉米100g、银耳15g、百合20g、莲子10g、麦冬10g、龙眼肉6g、冰糖适量。

制作方法

将珍珠糯玉米洗净后浸泡过夜。将洗净的百合浸泡过夜，去除杂质。将浸泡后的珍珠糯玉米放入煮锅，加入银耳、百合、莲子、麦冬、龙眼肉，再加入适量水，用中小火煮至米粒变熟软糯，期间需不断搅拌，以防粘锅。根据个人口味可以加入适量冰糖，煮至糖完全融化即可。

功效

益胃生津，滋阴润燥，养心安神。

适用人群

适宜炎炎夏日食用，男女老少皆可食用。

备注

珍珠糯玉米熬成粥后入口爽滑，味道鲜美，具有清热解毒的功效；佐以清心下火的百合、莲子、麦冬等熬成粥，特别适合炎炎夏日食用。珍珠糯玉米淀粉较多，不易消化，食用后注意休息，可以多散步以消食。

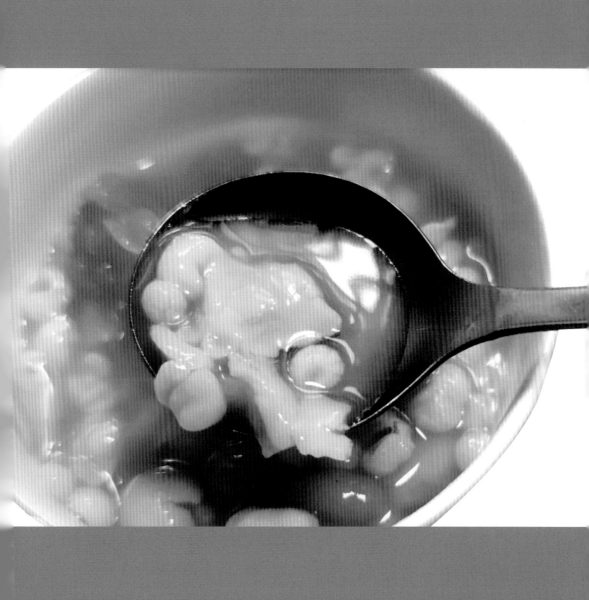